L'ABSORPTION CUTANÉE

DES MÉDICAMENTS

D'après le système de LOUIS ENCAUSSE, Inventeur

Expériences faites dans les Hôpitaux de Paris
et Rapport officiel au Ministre de l'Intérieur
Rapport sur les expériences faites en Espagne, etc.
AVEC UNE INTRODUCTION ET DES NOTES

PAR

Le Docteur GÉRARD ENCAUSSE

DE LA FACULTÉ DE PARIS

Médaille de bronze des hôpitaux
Ex-chef de laboratoire à l'hôpital de Charité
Médecin en chef de la Maison Médicale
Officier d'Académie — Officier de Medjidié
Chevalier du Christ de Bolivar, etc.

PARIS

SAMUEL, ÉDITEUR

29, RUE DE TREVISE, 29

1894

L'ABSORPTION CUTANÉE

DES MÉDICAMENTS

D'APRÈS LE SYSTÈME DE LOUIS ENCAUSSE, INVENTEUR

TOURS, IMPRIMERIE E. SOUDÉE

L'ABSORPTION CUTANÉE

DES MÉDICAMENTS

D'après le système de LOUIS ENCAUSSE, Inventeur

Expériences faites dans les Hôpitaux de Paris
et Rapport officiel au Ministre de l'Intérieur
Rapport sur les expériences faites en Espagne, etc.
AVEC UNE INTRODUCTION ET DES NOTES

PAR

Le Docteur GÉRARD ENCAUSSE

DE LA FACULTÉ DE PARIS

Médaille de bronze des hôpitaux
Ex-chef de laboratoire à l'hôpital de Charité
Médecin en chef de la Maison Médicale
Officier d'Académie — Officier de Medjidié
Chevalier du Christ de Bolivar, etc.

PARIS

CHAMUEL, ÉDITEUR

29, RUE DE TREVISE, 29

1894

A LOUIS ENCAUSSE

CHIMISTE

Créateur de l'absorption cutanée des médicaments par le générateur Encausse.

Mon cher père,

Permets-moi de te dédier ce travail, qui apprendra au public médical à t'admirer comme je t'admire moi-même. Jusqu'à présent ta modestie t'a fait dédaigner la publication des documents officiels qui prouvent la grandeur de l'invention dont tu as doté l'humanité.

Méprisant les honneurs, dédaignant de poursuivre les imitateurs de tes brevets, tu as donné l'exemple de cette grandeur d'âme d'où dérive seulement le bonheur. En attendant que l'avenir te rende la justice qui t'est due, laisse-moi, mon cher père, t'offrir ce résumé de tes efforts avec la certitude qu'ils seront poursuivis jusqu'au succès si mérité.

Dʳ GÉRARD ENCAUSSE.

Août 1894

INTRODUCTION

Les procédés de traitement généralement employés
en médecine consistent à porter sur l'organe ou les
fractions d'organes malades des substances médicamenteuses susceptibles d'exercer une action bienfai-
sante sur les effets de la maladie.

Pour atteindre par des moyens médicaux les organes situés à l'intérieur du corps un seul véhicule
existe : le sang.

Le sang baigne tous les organes, préside aux
échanges de force et de substance, qui s'accomplis-
sent dans l'organisme et permet d'atteindre la maladie, quel que soit son siège.

Sur ce point, aucune divergence ne saurait exister.
Le problème se complique cependant quand il s'agit
de savoir comment on s'y prendra pour faire pénétrer un médicament dans le sang.

*
* *

Habituellement on utilise à cet effet la propriété
que possède l'intestin d'absorber une grande partie

des substances déposées sur sa muqueuse. On donne le médicament à boire au malade. Ce médicament passe d'abord dans l'estomac, puis dans l'intestin, puis dans les chylifères ou dans la veine porte et le foie et de là arrive dans le sang.

Les deux figures suivantes extraites de l' « *Essai de physiologie synthétique* » montrent ces divers trajets schématiquement :

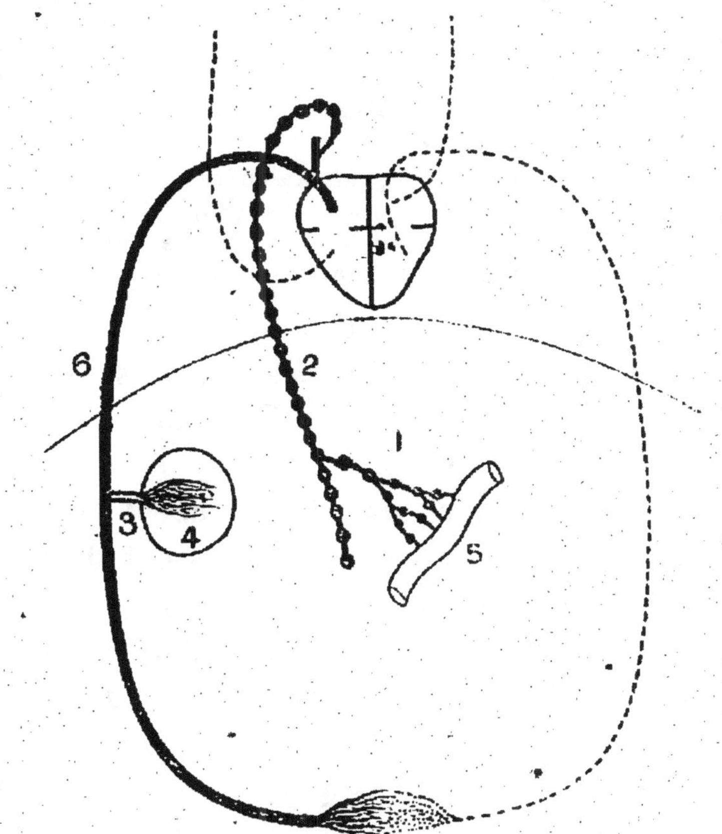

Renouvellement de la matière.
Canal thoracique et veine sus-hépatique (2e portion de la grande circulation).
1. Chylifères. — 2. Canal thoracique. — 3. Veine sus-hépatique. 4. Foie. — 5. Intestins. — 6 Veine cave inférieure.

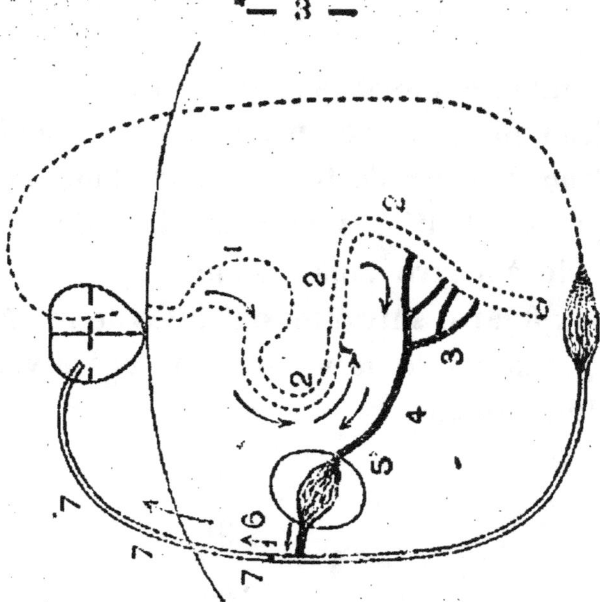

Trajet des liquides absorbés.
(Les flèches indiquent le trajet.)
1. Estomac. — 2-2-2. Intestin grêle. — 3. Veines de l'intestin. —
4. Veine porte. — 5. Foie. — 6. Veine sus-hépatique. — Veine cave.

Les défauts de cette méthode sont connus de tous. Dans ce trajet compliqué, les médicaments subissent l'action des sécrétions diverses des organes qu'ils traversent et perdent souvent beaucoup de leur propriété curative. D'autre part, l'estomac et l'intestin, sous l'influence de ces apports incessants de corps agissant comme de véritables corps étrangers, s'irritent et les inflammations de ces organes viennent compliquer une maladie d'un caractère souvent tout différent.

Aussi n'est-il pas étonnant que le médecin ait fait tous ses efforts pour remplacer l'estomac comme agent de transmission et de passage de substances médicamenteuses.

— 4 —

Aujourd'hui le système le plus en faveur consiste à *injecter* le médicament à absorber dans le tissu cellulaire sous-cutané au moyen d'une aiguille creuse et d'une seringue spéciale. Le médicament passe ainsi dans les vaisseaux lymphatiques et de là dans le sang en suivant le trajet 8 - 9 - 10 - 4 - 5 de la figure suivante.

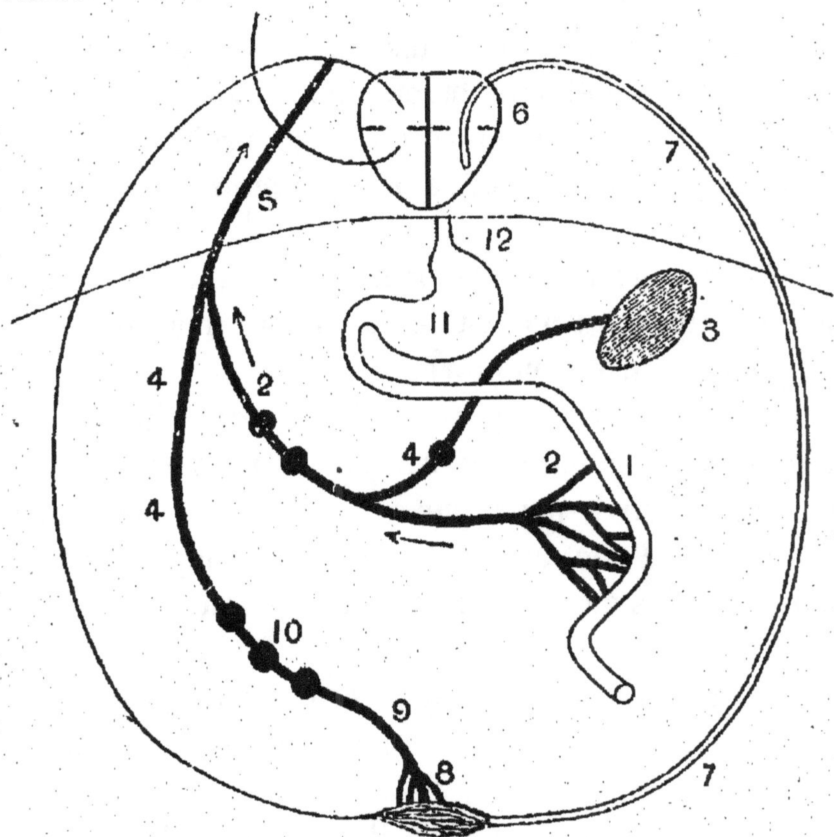

Circulation de renouvellement de la lymphe.

1. Intestin grêle. — 2. Chylifères. — 3. Rate. — 4. Lymphatique.
5. Canal thoracique. — 6. Cœur. — 7. Aorte et tronc artériel.
8. Organes et capillaires. — 9. Origine des lymphatiques.
10. Ganglions lymphatiques. — 11. Estomac. — 12. Diaphragme.

On évite ainsi l'estomac et l'intestin mais non sans donner lieu à de sérieuses complications.

Le tissu cellulaire sous-cutané tend en effet à s'enflammer aussi et des abcès locaux accompagnent trop souvent ce traitement, qui présente d'ailleurs des avantages considérables sur le précédent.

**

Depuis plus de vingt ans un chimiste distingué doublé d'un prodigieux inventeur, M. Louis Encausse, a trouvé le moyen de résoudre le problème de la façon la plus rapide et en même temps la plus simple.

Il fait apporter le médicament sur toute la surface du corps au moyen de la vapeur maintenue à température très peu élevée.

On sait combien la peau participe activement aux fonctions physiologiques. Ainsi la respiration cutanée est assez active pour que son arrêt brusque, sous l'influence d'une brûlure étendue, quoique légère, cause les plus graves accidents et entraîne souvent la mort.

Ne peut-on pas employer directement la peau pour mettre le médicament en contact immédiat et direct avec le sang ?

A cette question tous les dictionnaires des médecins, tous les traités classiques répondent négativement.

On ne peut en effet faire pénétrer directement le

médicament dans le sang à travers la peau en se servant des moyens connus, bain d'eau, dépôt direct de substances médicamenteuses, etc.

Quelques exceptions à cette règle existent. Les corps gras aident parfois l'absorption, témoin les frictions mercurielles ; un appareil d'absorption permet aussi d'arriver au même résultat pour presque tous les médicaments ; cet appareil c'est le *générateur Encausse*.

**

A l'heure actuelle il ne suffit pas de présenter une affirmation pour qu'elle trouve quelque crédit si elle n'est pas entourée de toutes les conditions *scientifiques* désirables.

Or c'est sur l'autorité d'un des traités devenus classiques de thérapeutique, c'est sur les rapports présentés à l'Académie de médecine, à l'Institut, et au ministre de l'Intérieur dès 1860, que nous nous appuyons pour prétendre que *des expériences conduites avec toute la rigueur désirable sont venues prouver irréfutablement l'absorption directe des médicaments sous l'influence du* **générateur Encausse** ».

A l'appui de notre dire, on trouvera ci-joint *in extenso* le rapport adressé au ministre de l'intérieur.

De plus voici les passages du *Traité de Thérapeutique* de Rabuteau qui viennent confirmer ce rapport :

« A ce mode d'absoption consécutive, au dépôt de substances pulvérulentes mais solubles, se rattache l'absorption de l'ioduré de potassium entraîné et porté mécaniquement sur la surface du corps par la vapeur d'eau dégagée du générateur Encausse dont j'ai donné ailleurs une description succincte. Les iodures alcalins mis ainsi en contact avec la peau finissent par être absorbés en faible quantité, mais d'une manière continue. Cette question a été étudiée naguère par *Potain*, à l'hôpital Necker, par Brémond, à l'asile de Vincennes.

RABUTEAU »
Traité élémentaire de Thérapeutique et de Pharmacologie,
4e éd. 1884 (p 10.)

D'après ce système, au lieu de vous fatiguer l'estomac en prenant des substances qui arrêtent ses fonctions, au lieu de voir votre corps se couvrir d'abcès ou de plaies douloureuses sous l'influence des injections sous-cutanées, vous vous placez pendant un quart d'heure ou vingt minutes dans une caisse hors de laquelle passe votre tête, ce qui vous permet de respirer tout à l'aise sans crainte d'excès de chaleur ou de congestion possible. — Une température très douce est perçue dans la boîte, et lorsque vous sortez vous reposer dans un lit encore quelques minutes vous avez absorbé sans vous en apercevoir une quantité de médicaments cinq fois plus grande que celle qu'aurait pu supporter votre estomac.

Résultat : Guérison très rapide d'affections tenaces ; économie considérable de temps et d'argent.

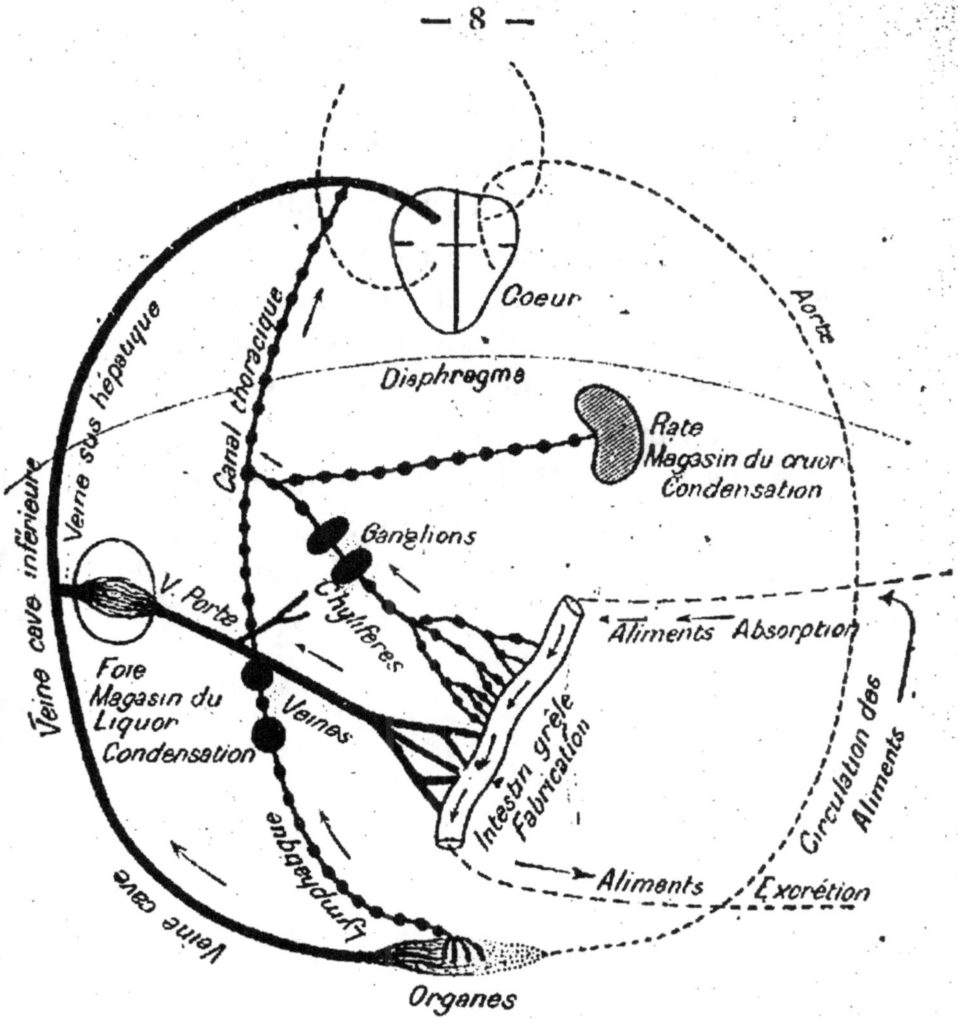

Renouvellement de la matière. (Résumé général.)
Circulation lymphatique (Rate). — Circulation des substances
dissoutes (Foie).

Un peu de logique suffit pour comprendre l'action
de rapidité de ce mode de traitement. La figure suivante montre que l'absorption se fait de suite et directement dans le sang, sans lésion ni souffrance aucune.

.

Mieux que toutes les théories, les faits viennent appuyer de leur logique brutale lés affirmations de l'inventeur. Les cures vraiment prodigieuses obtenues en grand nombre et constatées dans des rapports officiels, et celles qui sont venues s'y ajouter depuis plus de vingt ans que le système fonctionne à Paris, les nombreux essais de contrefaçon tentés par pl..sieurs médecins sont autant d'hommages éclatants ou tacites rendus au procédé de l'absorption cutanée des médicaments.

Ceux qui voudront se faire une opinion impartiale doivent prendre la peine de lire avec soin le rapport ci-joint, adressé au ministre de l'Intérieur par le Dr Brémond, médecin en chef de l'Asile national de Vincennes.

RAPPORT SUR L'ABSORPTION CUTANÉE

Par M. LE DOCTEUR BRÉMOND

Médecin de l'Asile national de Vincennes

ADRESSÉ A M. LE MINISTRE DE L'INTÉRIEUR

Le 12 octobre 1869

MONSIEUR LE MINISTRE,

Vous m'avez fait l'honneur de me demander un rapport détaillé sur les faits d'absorption cutanée, que j'ai observés dans mon service médical de l'asile impérial de Vincennes.

Je viens exposer à Votre Excellence :

1° Les diverses expériences que j'ai faites dans le but de prouver l'absorption cutanée et d'en établir les lois ;

2° Les résultats thérapeutiques que j'ai obtenus par l'absorption cutanée, au moyen du *générateur Encausse* ;

3° Mon jugement sur cet appareil balnéaire nouveau.

L'absorption cutanée est-elle possible dans les bains médicamentaux ?

Il est bien reconnu que dans les bains d'eau contenant des substances médicinales, telles que la digitale, la belladone, l'iodure et le bromure de potassium, etc... ces substances médicinales ne sont point absorbées par la peau, ou bien qu'elles sont absorbées en quantités infinitésimales.

Si le Dr Delore a constaté l'absorption certaine soixante-neuf fois sur cent trente-huit expériences ; si le Dr Villemin a pu trouver dans l'urine de l'iodure de potassium, après un bain contenant 100 grammes de ce sel, on peut affirmer que l'absorption a lieu en si minimes quantités, qu'elle peut être considérée comme nulle au point de vue thérapeutique. D'ailleurs, MM. les docteurs Homolle, Demarquay, Réveil et Laurès nient complètement l'absorption d'une substance médicamenteuse par la peau dans un bain simple. Les conclusions du mémoire si remarquable de Réveil sur cette question résument parfaitement les faits scientifiques connus jusqu'à ce jour : « L'ab-' sorption par le bain, dit-il ne s'effectue que dans des circonstances exceptionnelles et très rares. Elle n'a pas lieu dans les cas habituels. Le savonnage de la peau, les frictions prolongées, les corps irritants et certains dissolvants la facilitent.

Avant d'exposer la série des expériences que j'ai faites, afin de prouver l'absorption cutanée des substances médicinales non volatiles, il me semble nécessaire, pour éviter des longueurs inutiles, de décrire les procédés d'expérimentation que j'ai adoptés, et les raisons qui ont dicté mon choix.

J'ai donné la préférence à l'iodure de potassium : 1° parce que c'est un corps non volatil ; 2° qu'il est facile à constater dans les urines, au moyen de divers réactifs : (acide nitrique, sulfure de carbone, amidon, chloroforme) ; 3° qu'en s'emparant de l'acide mis en liberté par l'acide nitrique, le chloroforme, à qui j'ai donné la préférence, prend des colorations qui varient du rose le plus tendre au rose le plus éclatant, ce qui permet au médecin d'établir, avec quelque certitude, une échelle graduée pour apprécier, sans faire d'analyses quantitatives, si l'iodure de potassium est plus ou moins abondant dans les urines.

L'amidon, ce réactif si puissant, qui décèle dans les urines des quantités si faibles d'iode, a été employé simultanément avec le chloroforme, toutes les fois qu'il y avait doute sur la présence de l'iodure de potassium dans les urines.

Enfin la peau des sujets qui servent à faire les expériences, doit être intacte, sans plaies, sans écorchures, sans boutons.

Les urines sont essayées avant le bain, pour constater l'absence de l'iodure de potassium dans l'organisme du sujet. Dans les bains de vapeurs médicinales, administrés avec le *générateur Encausse*, la tête du malade sort par une ouverture circulaire de la cage en bois. Le cou est entouré d'une nappe en toile, afin que les vapeurs qui s'élèvent de la cage, ne le fatiguent pas, l'air extérieur circule librement autour de la tête ; il peut respirer un air, pur, frais et exempt des vapeurs du bain, ce qui permet d'élever la température du bain de vapeur, même au-dessus de 50 degrés sans que le malade en soit incommodé. Par suite de cette disposition particulière, il est facile de voir que si l'absorption par les voies pulmonaires n'est pas impossible, du moins elle a lieu en si minime quantité qu'on peut même la négliger, en appréciant les résultats de l'expérience.

Ce fait sera prouvé par l'expérimentation.

Voici des expériences qui prouvent d'une manière incontestable l'absorption cutanée.

Le tube à respiration de Mathieu, permet de faire respirer l'air extérieur aux convalescents et de pincer leurs narines.

Une feuille épaisse de caoutchouc, maintenue par

un bandage en T, obture l'anus ; un manchon du même tissu entoure la verge et est fixé au bandage, les mains et les pieds sont entourés de ouate de coton et recouverts de taffetas gommé qui est maintenu par un bandage roulé.

L'expérience étant ainsi disposée, le sujet est placé dans la cage en bois, le cou entouré d'un double tour de nappe, et reçoit pendant trente minutes un jet de vapeur du récipient, dans lequel on met 10 grammes d'iodure de potassium, en élevant la température du bain à 42 degrés.

Tout l'appareil n'est enlevé que lorsque le sujet, enveloppé d'une couverture de laine, est couché dans son lit.

La sudation, qui a commencé dans la cage, se produit avec abondance pendant plus d'une heure.

La salive et les urines, analysées une heure après donnent une coloration rose ; celles de deux heures après, une coloration rose plus foncée, preuves évidentes de l'absorption de potassium à travers la peau, seule voie par laquelle il ait pu passer par l'organisme (1).

Cette expérience est renouvelée plusieurs fois ; on l'entoure des mêmes précautions pour s'opposer à l'absorption par les ouvertures naturelles, et par les faces internes des mains et plantaires des pieds, qui sont douées d'une puissance d'absorption plus grande par l'absence des glandes sébacées dans ces régions cependant ; le chloroforme, l'amidon, donnent : l'un la coloration rose, l'autre la coloration bleue aux urines.

Il est donc bien démontré par l'expérience que

(1) Si l'absorption avait lieu par les voies pulmonaires, l'élimination, au lieu de se produire une heure après, se ferait presque immédiatement après le bain.

l'absorption d'une substance non volatile a lieu par la peau, puisque les voies pulmonaires et autres sont hermétiquement fermées.

En administrant aux convalescents atteints d'affections chroniques des bains de vapeurs médicamenteuses, une des questions qui m'ont le plus préoccupé est la recherche de la température à laquelle commence, à travers la peau, l'absorption d'une substance médicinale non volatile.

Pour résoudre ce problème, on choisit plusieurs convalescents ; les urines sont analysées avant de les mettre au bain : elles ne renferment aucune trace d'iodure de potassium, du moins d'après nos procédés.

Toutes les précautions nécessaires étant prises, un d'eux est soumis à l'action d'un bain de vapeur chargé de 10 grammes d'iodure de potassium, laissant les voies pulmonaires libres, ainsi que l'anus, le gland, les mains et les pieds ; en se servant d'un thermomètre très sensible, on maintient le bain à 30 degrés pendant 30 minutes. Le chloroforme et l'amidon n'accusent dans les urines aucune trace d'iodure de potassium.

Dans une seconde expérience, la température est élevée à 35 degrés ; résultats encore nuls.

Dans une troisième expérience, la température, prise pendant 20 minutes sous l'aisselle, ne s'élève qu'à 37 degrés ; celle du bain est maintenue à 37 degrés pendant 30 minutes. — Les urines rendues 3, 6 et 20 heures après ne fournissent aucune trace d'iodure : donc point d'absorption, quoique les voies pulmonaires et autres soient ouvertes.

Cette série d'expériences peut, il me semble, servir de contre-épreuve à la première, puisqu'il n'y a point d'absorption d'iodure, quoique les voies pulmonaires

soient libres, et puissent absorber la vapeur qui s'é-
chappe de la cage en bois. Ce qui prouve d'une manière évidente la proposition que j'ai mentionnée au
début, savoir : qu'avec le générateur Encausse, le
malade ayant la tête hors de la cage, l'absorption par
les voies pulmonaires est nulle, puisqu'on ne peut la
constater par mes procédés jusqu'à présent ; la température du bain a été maintenue inférieure ou tout
au plus égale à celle du corps ; l'absorption n'a pu
être constatée. Dans une quatrième série d'expériences, la température sous l'aisselle étant de 37 degrés
on élève celle du bain à 38 degrés pendant 30 minutes.
L'urine rendue 2 heures après le bain donne une coloration rosée ; celle rendue 6 heures après, une coloration plus éclatante que celle de l'urine rendue deux
heures après ; enfin l'urine rendue 24 heures après
ne donne plus de coloration, ce qui prouve la complète élimination de l'ioduro de potassium par les
urines, 24 heures après le bain. Après cette expérience, les plaques et l'armature en fer qui les supporte sont lavées avec soin et à grandes eaux, ainsi
que le récipient. (Je ferai connaître plus tard la cause
de ces précautions). On constate que la température
du corps, prise sous l'aisselle est de 37 degrés 9 ; on
élève la température à 39 degrés et on la maintient à
39 degrés pendant 30 minutes. Une heure après le
bain, la salive fournit une teinte rosée à peine sensible. L'urine rendue 6 heures après donne une coloration rose plus foncée que celle des urines des autres
convalescents qui ont pris leurs bains à 38 degrés à la
même heure. Le même phénomène a lieu pour l'u-
rine rendue 20 heures après, elle donne une coloration plus vive ; cette coloration plus intense peut tenir
à deux causes : 1° à l'élévation de la température du
bain qui a été de 39 degrés au lieu de 38 degrés ; 2° à ce

qui a pu rester dans l'éponge, malgré le lavage, de l'iodure de potassium, ce qui aurait augmenté d'autant la dose de ce sel dans le bain pris par les derniers. Malgré l'abondance évidente de l'iodure dans l'urine de ces derniers, leurs urines analysées 24 heures après ne se colorent plus, ce qui prouve l'élimination complète du sel, dans les urines rendues 24 heures après, quelle que soit la quantité d'iodure de potassium absorbée, au moins, suivant le procédé d'analyse employé.

On voit donc qu'il faut atteindre une température supérieure d'au moins un degré à celle du corps, pour que l'absorption cutanée d'une substance médicinale non volatile soit notable. En effet, la matière sébacée qui recouvre les cellules desséchées et cornées de l'épiderme ne commence à disparaître qu'à une certaine température ; à ce moment la peau est mouillée, l'imbibition se produit, et l'absorption en est la conséquence. La vapeur d'eau chargée d'iodure de potassium peut pénétrer l'épiderme, d'où elle est ensuite portée dans le système capillaire sanguin, et de là dans tous nos organes. En un mot, il y a *absorption cutanée*.

Il devient maintenant facile d'expliquer pourquoi l'absorption cutanée est presque nulle dans un bain d'eau : La température de ces bains est ordinairement de 30° à 33°.

M. le Docteur Homolle, dans les expériences qu'il a faites, a séjourné dans un bain de 31° à 35° ; serait-il resté dans un bain à 33°, 30°, température nécessaire à l'absorption cutanée ? D'autre part, la couche liquide qui touche la peau peut seule fournir le sel à l'absorption, et à moins d'ordonner au malade des mouvements continuels, cette couche d'eau ne se renouvelle pas, comme cela a lieu dans les bains à l'hydrofère.

Dans les bains de vapeur pris au moyen du *générateur Encausse*, le jet de vapeurs médicamenteuses qui s'échappent du récipient, vient constamment renouveler la vapeur qui entoure le malade dans la baignoire en bois, et fournir des molécules toujours nouvelles en contact avec la peau ; ce qui, joint à l'élévation de la température d'un degré au moins au-dessus de celle du corps, facilite l'absorption cutanée de la substance médicinale.

Ces expériences faites avec le plus grand soin prouvent d'une manière irréfutable : 1° que l'absorption cutanée de l'iodure de potassium n'a lieu que si l'on élève la température du bain d'un degré au moins au-dessus de celle du corps ; 2° qu'elle est plus abondante si le degré est plus élevé, ainsi que la dose du sel plus forte ; 3° que chez deux sujets prenant un bain à une température et à une dose différentes, l'élimination est terminée vingt-quatre heures après un premier bain, quoique l'analyse de l'urine ait donné une coloration plus vive chez celui qui a pris le bain à une température peu élevée, et chez celui dont la dose du bain était plus forte.

Cependant l'absorption cutanée a lieu à une température inférieure à celle du corps dans certains cas, comme l'a fort bien fait observer Réveil dans les conclusions de son mémoire, que j'ai mentionnées au commencement de ce rapport.

On administre à plusieurs convalescents, en observant les précautions indiquées pour les sujets à expériences, un bain de vapeur simple ; après le bain, on savonnera avec soin la peau et on la frictionne énergiquement de manière à la débarrasser de la matière sébacée.

Ils sont soumis, immédiatement après, à des bains de vapeurs chargés d'iodure de potassium, à la dose

blennorrhagique qui, ayant résisté au traitement le plus énergique (sangsues, bains sulfureux, fer rouge,) cède avec une facilité merveilleuse aux douches et aux bains de vapeurs térébenthinées. — 9 bains et 20 ours de séjour à l'asile ont suffi pour obtenir une jguérison complète. —

Le sieur Bazo, atteint d'une arthrite sèche de l'épaule droite, avec un craquement s'entendant à distance ; on ne voit son état s'améliorer que sous l'influence des bains de vapeurs térébenthinées ; il peut élever le bras, et faire le moulinet avec son bras, qu'il pouvait à peine remuer à son entrée à l'asile. Les craquements ne s'entendent plus qu'en appuyant l'oreille sur l'épaule. Rentré en octobre pour une bronchite, sa guérison ne s'est point démentie.

Le sieur Cardinet, atteint d'une arthrite traumatique des deux épaules, n'obtient aucun soulagement du traitement fait à l'hôpital. Les bains de vapeurs sulfureuses à l'asile sont sans effet : après 17 bains de vapeurs térébenthinées avec douches, les mouvements se font sans douleur ; l'engorgement des articulations scapulo-humérales a disparu, malgré son âge avancé (67 ans) ; il sort complètement guéri le 15 juin, après un mois. Je le revois en octobre guéri. Dans ce cas, l'essence de térébenthine a agi contre le traumatisme comme elle agit contre l'arthritisme, en produisant une irritation substitutive à la peau et faisant disparaître l'hypérémie des tissus fibreux des articulations, comme elle a fait cesser, chez Vittemer, la lésion traumatique des nerfs moteurs du bras.

La sciatique du sieur Hugonens, qui durait depuis plus d'un an, et qui l'obligeait de se tenir courbé en deux pendant la marche, a cédé à 15 bains de vapeurs térébenthinées, précédés de douches de même nature. Après un mois de séjour à l'asile, il sort guéri ; mais ayant voulu reprendre trop tôt son métier de charretier, il souffre de nouveau, et, après huit jours de séjour à l'hôpital, il revient à l'asile pour achever sa cure. Aujourd'hui, après le dixième bain, il est complétement guéri de la rechute, son corps est redressé.

Le sieur Vittemer, atteint d'une lésion traumatique des nerfs moteurs du bras, n'avait éprouvé aucune amélioration des douches froides et de l'électricité. Les douches et bains de vapeurs térébenthinées mis en usage produisent des effets prompts et efficaces. Après le cinquième bain, il s'écrie : « La vie revient dans mon bras. » Après 10 bains, il sort guéri, non sans avoir essayé ses forces et son adresse dans les ateliers de l'asile.

Le sieur Péré éprouve successivement cinq attaques de rhumatismes articulaires aigus. Nous renvoyons à l'observation pour juger de la gravité de son état. Lorsqu'il est atteint la première fois, le 16 mai 1862, tous les moyens thérapeutiques auxquels il est soumis sont sans efficacité ; ce n'est qu'après une cure qu'il fait à Bourbonne-les-Bains en 1863, qu'il éprouve un peu d'amélioration dans son état. Cette guérison est bientôt suivie de nouvelles rechutes qui se reproduisent en août 1863, en 1864, en 1867. Dans cette dernière atteinte, il est traité par le sulfate de quinine, les frictions, les vésicatoires, les bains sulfureux, les bains de vapeurs. C'est alors qu'il entre à l'asile de Vincennes, dans l'impossibilité où il est de se servir de ses membres supérieurs ; en 1869, il est soumis aux bains de vapeurs térébenthinées ; il en prend 21 ; il peut à ce moment quitter ses béquilles et marcher avec une canne. Les membres qui peuvent se livrer à un exercice quotidien sont moins amaigris. La jambe gauche, qui avait diminué de moitié en volume, grossit et prend les mêmes dimensions que la jambe droite. Il a commencé l'usage des bains d'iodure de potassium pour combattre l'arthritisme invétéré. Ce jeune homme, qui semble renaître et jouir d'une seconde jeunesse, marche sans canne et peut même se livrer aux plaisirs de la danse, le 11 septembre 1869.

L'observation du sieur Couder est remarquable par le grand nombre de bains de vapeurs (72) qu'il prend sans résultat à l'hôpital Saint-Louis, sans compter les douches chaudes. N'ayant éprouvé aucune amélioration, il quitte l'hôpital Saint-Louis et entre successivement à la Charité où, pendant 86 jours, il prend 22 bains de vapeur ; à la Pitié, il prend 8 bains sulfureux. Le 17 août, il arrive à Vincennes ne présentant aucune amélioration. Soumis aux bains de vapeurs térébenthinées, il remplace ses béquilles par une canne, après 6 bains, il peut allonger la jambe ; après le 12ᵉ bain, il marche sans canne.

Aujourd'hui la jambe gauche grossit ; il peut se livrer à des exercices fatigants sans que les douleurs se reproduisent ; il a pris 18 bains et sort de l'asile pour affaires de famille.

BAINS DE VAPEURS CHARGÉE D'IODURE DE POTASSIUM

On sait que l'iodure de potassium, administré par les voies gastriques, détermine quelquefois une gastralgie qui oblige le médecin à suspendre son emploi. On a pu expliquer parfois ce fait en signalant l'impureté du sel alcalin.

L'absorption cutanée de ce remède évite cet inconvénient ; aussi, je n'ai jamais vu les convalescents soumis à cette médication se plaindre de douleurs d'estomac. L'iodure de potassium porté par le torrent circulatoire jusqu'à cet organe, augmente l'appétit des convalescents en activant la circulation sanguine dans l'estomac comme l'iode le fait sur la peau qui, par son contact, devient plus chaude, s'injecte à tel point qu'elle est atteinte d'érythème ; les fonctions digestives se trouvent donc favorisées par l'emploi de ce sel.

Les mêmes effets se produisent quelquefois sur les muqueuses pharyngienne et nasale par l'usage interne de l'iodure de potassium et constituent les premiers effets de l'iodisme.

Administré en plus grande quantité, il détermine la céphâlalgie, les tintements d'oreilles et les étourdissements.

Un seul de mes malades (Boch) offre quelques signes passagers de l'iodisme. Il est vrai qu'il porte à la jambe une plaie résultant de la nécrose de la face antérieure et moyenne du tibia (10 centimètres de longueur sur 7 de largeur) et que l'absorption a été plus active chez lui que chez les autres.

Un de mes internes, M. Bourgeois, croit avoir observé un coryza iodique chez un des convalescents qui prenaient des bains de vapeurs iodurées ; après un examen attentif du sujet, il reconnut avec moi, qu'il s'agissait d'une simple affection catharrale et que l'iode n'y était pour rien.

Quatre-vingt-seize malades, plus ou moins débilités par la maladie, ont pris 1,110 bains de vapeurs iodurées.

Aucun n'a offert de signes d'intoxication iodique, à l'exception d'un seul. On peut donc affirmer que l'absorption cutanée de ce sel n'offre aucun danger et convient à tous les tempéraments, même les plus faibles.

Il est facile au médecin de surveiller son action thérapeutique : l'analyse de l'urine suffit pour le guider dans l'emploi de ce remède.

C'est par ce moyen que je suis arrivé à fixer à 10 grammes la dose d'un bain de vapeurs chargées d'iodure de potassium pendant 20 à 30 minutes. Après le 5ᵉ bain, l'élimination n'ayant plus lieu après les 24 heures, je laisse reposer le malade deux jours, avant de recommencer une série de cinq bains.

Il est inutile d'en donner plus de 25 à 30 ; ce nombre de bains constitue ce que j'appelle *une cure*, parce que l'urine élimine le sel alcalin pendant 8 à 10 jours, et qu'il convient de suspendre le traitement pendant un mois au moins.

L'action, soi-disant altérante de l'iodure de potassium que Trousseau et Pidoux ont soin de signaler comme bien différente de celle du mercure et de l'arsenic, m'a paru très favorable aux malades atteints d'affections que j'appellerai asthéniques, telles que l'ostéite, la carie, la nécrose, la tumeur blanche, l'adénite scrofuleuse avec leurs interminables suppurations ; les intoxications mercurielles, déterminant tous les signes de la chloro-anémie compliquée de tremblements ; l'arthritisme invétéré, les engorgements œdémateux, à la suite de phlébites, des angioleucites et des fractures. Peut-on dire avec quelques médecins célèbres que par l'activité que l'iodure de potassium imprime au système capillaire sanguin, il accélère le mouvement de dénutrition parce qu'on observe la résorption du tissu adipeux ? On voit les malades, épuisés par de longues maladies, en proie quelquefois à une fièvre hectique, dès que l'iodure de potassium a détruit la cause de la maladie et facilité l'élimination des molécules hétérogènes, on voit, dis-je, ces malades revenir à la santé et même prendre de l'embonpoint.

Selon moi, l'iode et ses composés divers, surtout l'iodure de potassium, produirait en activant la circulation capillaire, où il est porté directement par le fait de l'absorption cutanée, sans avoir besoin de passer par les voies gastriques, un double mouvement de décomposition dans la cellule formative.

Je vais tâcher d'expliquer ma pensée. D'abord, par son action excitante comme celle qu'il produit sur la peau et les plaies extérieures, il modifie les cellules pyogéniques, tarit la source du pus et facilite l'élimination des molécules hétérogènes par le mouvement de nutrition qu'il imprime à l'organisme ; en même temps il favorise la reconstitution de la cellule formative en produisant une plus grande quantité de molécules assimilables qui sont introduites dans l'organisme par son action remarquable sur les fonctions digestives. C'est en cela que consiste le double processus de décomposition et de recomposition. J'ajouterai que cette double action, produite par le sel alcalin, se trouve aidée par l'usage des bains de vapeur qui, tout en favorisant l'absorption cutanée du remède par la dissolution de la matière sébacée et par l'élévation de la température qui peut atteindre de 45° à 50°, facilite en même temps l'élimination des molécules hétérogènes par les sueurs abondantes qu'il provoque.

D'où il résulte que l'iodure de potassium, employé sous cette forme, produit à la fois des effets plus rapides et plus efficaces que lorsqu'il est administré par les voies gastriques.

L'absorption cutanée, tout en apportant aux organes digestifs la quantité de sel alcalin nécessaire à son action sur la nutrition, permet à l'estomac de remplir ses fonctions sans avoir besoin de le digérer.

L'air vif et riche en oxygène qu'on respire sur le plateau élevé de Vincennes, la nourriture saine et abondante qu'on donne aux convalescents, aident puissamment aux bons résultats des bains.

On a soin de distribuer à chaque baigneur 50 gr. de vin de Bagnols le jour où il prend un bain, afin de réparer les pertes produites par les sueurs trop abondantes On voit, d'après le tableau ci-joint, que quatre-vingt-seize hommes ont été soumis à l'action des bains de vapeurs chargés d'iodure de potassium. Sur ce nombre, quarante-huit sont sortis guéris de l'asile, vingt-deux améliorés et vingt-six sont partis avant la fin du traitement, ayant pris un petit nombre de bains (1 à 6).

Le nombre total des bains s'élève à 1,110, ce qui donne une moyenne de 11 bains 5 par malade. Mais les maladies chroniques surtout exigent un traitement long. Il ne faut donc pas s'étonner qu'un grand nombre ait pris plus de 11 bains.

Parmi les soixante-dix convalescents sortis guéris ou améliorés de l'asile, je signalerai, ceux dont les observations m'ont paru offrir le plus d'intérêt.

STATISTIQUE GÉNÉRALE

DES MALADIES TRAITÉES

Par les bains de vapeurs chargées d'iodure de potassium

NOMS DES MALADIES	GUÉRIS	AMÉLIORÉS	PARTIS	HOMMES	BAINS	TOTAL
Carie des os	3	2	»	3	1	3
Tumeurs blanches	6	4	11	5	2	10
Adénite	6	2	»	3	3	9
Syphilis constitutionnelle	1	»	6	1	4	4
Engorgement, Fractures	6	3	»	4	5	20
Intoxication mercurielle	5	»	»	5	6	30
Nécrose	2	2	1	4	7	28
Arthrite-Blenno	»	1	2	6	8	48
Ostéite	2	1	2	9	9	81
Rachitisme	»	1	»	9	10	90
Mal perforant	»	1	»	8	11	88
Hydarthrose synovite	1—1	»	»	5	12	60
Arthrite	»	1	2	2	13	26
Atrophie musculaire	»	1	»	3	14	42
Résections du coude	1	»	»	6	15	00
Induration sanguine	2	»	»	4	17	68
Plaie atonique	»	»	2	7	18	126
Coxalgie	»	2	»	2	19	38
Cachexie saturnine	»	1	»	3	20	60
Rhumatismes	0	»	»	2	21	42
Synovite	1	»	»	1	22	22
Sciatique	1	1	»	1	25	23
Arthrite traumatique	1	»	»	2	35	70
TOTAL	48	22	26	96	337	1110

RÉFLEXIONS SUR LES OBSERVATIONS DES MALADES SOUMIS AUX BAINS DE VAPEURS IODURÉES

L'observation du sieur Beausillon nous offre un exemple rare d'intoxication mercurielle, qui s'est déclarée, pour la première fois, il y a 25 ans, après 7 ans de travail comme doreur sur métaux. A chaque rechute, le traitement dure 2 mois et 2 mois de convalescence avant de pouvoir reprendre ses occupations.

Après 5 rechutes successives, dans une période de 25 ans, il arrive à l'asile de Vincennes, atteint de tremblement mercuriel, compliqué d'une paralysie des extenseurs et d'arthralgie des articulations tibio-tarsiennes avec gonflement. O bains de vapeurs chargées d'iodure de potassium suffisent pour amener une guérison complète.

Ce qui frappe surtout Beausillon, c'est de pouvoir écrire après un traitement de 15 jours.

Le sieur Lamouroux nous offre un exemple remarquable de carie du frontal contre laquelle on n'avait prescrit aucun traitement. On ne peut, dans ce cas, invoquer l'action d'aucun médicament ; les bains de vapeurs iodurées seuls ont amené la cure de cette affection qui persiste depuis plus de 4 mois et qui ne paraissait pas tendre à la guérison, malgré le séjour à l'asile. Après le 5ᵉ bain, il s'écoule un pus sannieux par les 2 plaies ; après le 10ᵉ, la plaie du front ne donne presque plus de pus, qui s'écoule en totalité par la plaie de la paupière supérieure. Au 20ᵉ bain,

la plaie du milieu du front est cicatrisée. On constate vers l'angle interne de l'œil, près de l'arcade
orbitaire, un trajet fistuleux qui persiste après sa
sortie. Lorsqu'il vient me voir à Paris, il m'apprend
qu'un fragment d'os nécrosé est sorti la veille par le
trajet fistuleux. Je ne crains pas d'affirmer que pris à
l'intérieur, l'iodure de potassium n'aurait pas amené
une guérison plus rapide.

Il faut avoir vu l'aspect repoussant et l'odeur qui
s'exhalait de la jambe du sieur Boch, pour se faire une
idée des améliorations qui se sont produites et dans
l'état local et dans l'état général de ce malheureux
qui, depuis 4 ans, allait d'un hôpital à l'autre, sans
obtenir de soulagement à ses maux. Quoique, après
deux cures à l'asile, cette plaie ne soit pas complètement cicatrisée, elle n'en constitue pas moins, à mes
yeux, un des effets les plus remarquables de l'action
puissante de l'iodure de potassium administré sous
forme de bain de vapeur. C'est en étudiant attentive-
ment les progrès de cette plaie que j'ai compris le
double processus de décomposition et de recomposition produit par le sel alcalin, et que j'ai cherché à
exprimer en termes aussi clairs que possible dans les
considérations générales sur les bains de vapeurs
chargées d'iodure de potassium.

L'observation du sieur Grouille est remarquable
par l'ancienneté de son affection. Depuis l'âge de 14
ans, il portait au genou droit une tumeur blanche,
survenue à la suite d'une chute sur le genou ; un trajet fistuleux donnait une suppuration plus ou moins
abondante, selon les circonstances.

Comme il le dit : « Sa bonne étoile le conduisit à l'a-
sile de Vincennes au moment où le Générateur Encausse fonctionnait. » — Après deux saisons de bains
de vapeurs iodurées, il quitte l'asile complètement

guéri et dans un état de santé dont il n'avait jamais joui.

Le sieur Mosselet, à qui le Dr Horteloup enlève un séquestre considérable de l'humérus droit, arrive le 9 avril à l'asile avec un bras double du volume ordinaire ; les mouvements sont douloureux et impossibles dans l'articulation huméro-cubitale, très limitée dans celle de l'épaule, portant à la région antérieure du bras une plaie de 7 centimètres.

Après 18 bains de vapeurs iodurées, la guérison est complète. La rapidité de cette guérison me paraît remarquable quand on songe à ce qui se passe ordinairement dans ce cas-là. Le chirurgien distingué qui l'avait opéré, l'avait averti que la guérison ne serait complète que dans cinq ou six mois.

Le jeune Peytel, dont l'état inspirait des craintes au médecin qui le soignait, arrive à l'asile de Vincennes : face pâle, amaigrissement considérable, suppuration abondante au cou, gonflement considérable du genou avec plaie, mouvements et marche impossibles. Il est soumis aux bains de vapeurs iodurées qu'il prend par série de 5 bains ; mais la fièvre hectique qui l'épuise m'oblige à les interrompre de temps en temps. Enfin, après avoir pris 30 bains iodurés, il quitte l'asile en voie de guérison, pour aller à la campagne.

Deux mois après, il vient me voir à l'asile ; tout le monde est frappé de sa bonne mine : il a pris de l'embonpoint, les plaies sont cicatrisées, l'appétit et les forces sont revenus ; il travaille toute la journée, sans éprouver de fatigue, à des travaux de jardinage.

L'observation du sieur Bardet nous offre une tumeur blanche de nature scrofuleuse, ainsi que l'indiquent les cicatrices qu'il porte aux deux bras. Depuis un an il porte une tumeur blanche au genou : la marche est devenue impossible ; son état général est mauvais. Il fait deux cures à l'asile de Vincennes par les bains de vapeurs iodurées ; il marche aujourd'hui sans canne. Sans un abcès fournissant un *pus louable* qui est survenu à la cuisse au moment de sa sortie, il aurait déjà quitté l'asile. Ce changement de *nature du pus*, chez les malades de cette catégorie, me paraît digne d'être signalé.

Le sieur Gilbert, à qui M. le Dr Voillemier enlève le gros orteil droit, entre à l'asile, après un séjour de trois mois à l'Hôtel-Dieu. Il offre un engorgement du pied au niveau de la tête du 1er métatarsien, avec plaie ; la marche est impossible. Après 12 bains de vapeur iodurées, il quitte l'asile complétement guéri. La plaie est cicatrisée, l'engorgement a disparu, le malade marche sans douleur et sans boiter.

L'observation du sieur Terrier nous offre un de ces œdèmes qui résistent aux moyens habituels, parce que, chez lui, il était entretenu par un engorgement chronique des ganglions lymphatiques des deux membres inférieurs. Les douches froides et massages continuels avec soin pendant un mois n'amènent aucun résultat. Il a fallu 18 bains de vapeurs iodurées, pour ramener le blessé à son état habituel.

L'observation du sieur Vandamme m'a paru assez intéressante par la rapidité de la guérison des plaies qu'il portait à la jambe droite à la suite d'une fracture compliquée de ce membre.

Après 10 bains de vapeurs iodurées, l'amélioration est très notable, et, après 21 bains, la guérison est complète. Je ne prétends pas qu'à la longue, ce malade qui est doué d'une bonne constitution n'eût guéri ; mais je peux affirmer que la guérison se serait fait longtemps attendre.

L'observation du sieur Osterman, sans être aussi remarquable que la précédente, offre un exemple de l'action des bains de vapeur iodurées, pour combattre les suites des fractures compliquées.

Il faut noter que le blessé, entré à l'hôpital le 28 décembre 1808, n'est arrivé à l'asile que le 15 mai suivant, et que son état est encore grave. Il a suffi de 9 bains pour lui rendre l'usage complet de son membre.

L'observation du sieur Lecoré offre un exemple d'un vaste épanchement sanguin produit par le passage d'une roue de voiture sur les muscles du mollet. Après un séjour d'un mois à l'hôpital Lariboisière, il arrive le 13 mai à l'asile impérial de Vincennes ; il ne peut appuyer le talon par terre, il marche difficilement avec deux béquilles, les muscles sont beaucoup plus volumineux du côté malade, et offrent la dureté de la pierre.

Les douches froides et le massage n'amènent aucune amélioration. Treize bains de vapeurs iodurées produisent une guérison complète. Il quitte l'asile impérial le 13 mai, en état de reprendre son occupation ; le 13 septembre, il est dans un parfait état.

Le sieur Carotte, Joseph, atteint d'intoxication mercurielle, offre les symptômes suivants : tremblement des quatre membres, embarras de la parole, surdité, insomnie, douleurs lancinantes dans les membres. Dix bains de vapeur iodurées suffisent à sa guérison complète, qui ne s'est pas démentie le 13 septembre 1869.

Le sieur Freard est atteint d'un hygroma qui résiste au traitement employé : badigeonnage à l'iode, vésicatoires, caustique de Vienne, qui fut suivi d'un phlegmon diffus, injections alcoolisées et iodées dans les trajets fistuleux, drainage. Il quitte l'hôpital Lariboisière et entre à l'asile de Vincennes le 26 août. On lui administre 8 bains de vapeurs iodurées et 10 douches térébenthinées, la guérison du malade est complète.

Le sieur Gibault, miroitier, a éprouvé, depuis six ans, quatre attaques d'intoxication mercurielle ; il s'est contenté de cesser ses occupations pendant 5 semaines ou pendant 6 mois. Il y a 8 mois, il fait une rechute plus grave que les précédentes ; il continue à travailler jusqu'au 7 août, jour de son entrée à l'asile. Tremblement généralisé, bégaiement, douleurs dans les membres, insomnie. Il prend 13 bains de vapeurs sulfureuses qui n'amènent pas grands résultats ; il est soumis aux bains de vapeurs iodurées : vers le 4ᵉ bain, le tremblement disparaît dans les jambes, l'état général s'améliore, la parole devient nette. Après le 10ᵉ bain, il ne lui reste plus qu'un léger tremblement dans les bras.

EFFETS THÉRAPEUTIQUES DES BAINS DE VAPEURS SULFUREUSES

Il ne faut pas confondre les bains sulfureux liquides avec les bains de vapeurs sulfureuses, administrés au moyen du Générateur Encausse. Dans cet appareil balnéaire c'est la vapeur d'eau chargée du gaz sulfhydrique provenant de la décomposition du sulfure de potassium par l'acide sulfurique, qui se rend dans la baignoire pour agir sur la peau et être absorbée grâce à la disparition de l'enduit sébacé et à l'élévation de la température, car la peau est réellement mouillée dans les bains donnés avec cet appareil.

Dans les bains de cette nature, il n'est point nécessaire de prouver, par l'expérience, l'absorption cutanée, attendu qu'aucun médecin ne conteste l'absorption des corps gazeux par la peau, qui est admise depuis longtemps. Les expériences faites par Chaussier, sur les lapins, au moyen de l'acide sulfhydrique pourraient au besoin le prouver.

Je n'ai jamais observé chez les malades qui ont été soumis à l'action des bains de vapeurs sulfureuses ce que les médecins des eaux minérales sulfureuses appellent la *poussée*.

Depuis Dioscoride et Galien, les médecins ont constaté les heureux effets obtenus par les eaux sulfureuses ou par les bains sulfureux artificiels, dans un grand nombre de maladies, telles que *la phtisie, les bronchites chroniques, les affections de la peau, les rhumatismes, les intoxications saturnines et mercurielles*, etc. etc.

Comme le font remarquer avec juste raison Trousseau et Pidoux, il n'est pas indifférent d'ajouter ou de ne pas ajouter de l'acide sulfurique au sulfure de potassium. Ils donnent la dose de 10 à 20 grammes pour un bain sans y joindre de l'acide sulfurique, car l'action de ce sel sur la peau est trop irritante pour en augmenter la dose ; mais avec l'acide sulfurique, elle varie de 125 à 250 grammes.

Quant à moi, je fais charger le récipient du générateur Encausse (10 grammes), tout de sulfure de potassium pour deux bains donnés de suite ; mais j'utilise pour la jeter sur l'éponge qui est déjà imbibée d'acide sulfurique, l'eau de condensation qui a lieu au fond du récipient et qui provient des bains de vapeurs antérieurs.

Quoique la dose soit plus faible que celle que ces auteurs ont recommandée, l'action thérapeutique de ces bains de vapeurs sulfureuses, a été très remarquable, comme l'on pourra en juger.

Il est vrai, qu'avec ces bains administrés avec le générateur Encausse, on a le grand avantage : 1° d'avoir un mouvement incessant de molécules ; 2° de pouvoir élever la température du bain jusqu'à 40, 45, 50°, et même au-dessus, sans danger pour le malade. Le baigneur a d'ailleurs ordre de retirer le malade du bain, à la moindre plainte, ce qui se fait très vite. Il n'y a qu'à fermer le robinet du récipient et enlever le couvercle de la baignoire en bois.

Ces bains n'ont jamais été prescrits à des malades ayant la moindre fièvre ni affection cardiaque.

L'auscultation du cœur est nécessaire et indispensable. Chez un convalescent qui avait eu une péricardite dans un rhumatisme articulaire aigu, je me suis contenté de faire doucher les articulations encore engorgées et douloureuses, ce qui a suffi pour améliorer sa position.

Contre les arthrites et sciatiques, je n'ai souvent administré, avec succès, que des douches sans bains.

On voit par le tableau, page 47, que les bains de vapeurs sulfureuses ont été administrés à des malades atteints d'intoxications saturnines, d'affections rhumatismales, d'intoxications mercurielles, d'arthrites blennorrhagiques, d'eczémas, de pellagres et de paraplégies.

Comme je l'ai dit, nous recevons rarement des syphilides et des affections de la peau. Les affections rhumatismales cèdent plus facilement aux bains de vapeurs térébenthinées ; l'intoxication mercurielle, aux bains de vapeurs chargées d'iodure de potassium, comme on a pu s'en convaincre d'après l'observation des sieurs Gibaut et Carrolle.

STATISTIQUE

DES BAINS DE VAPEURS SULFUREUSES

MALADIES	GUÉRIS	AMÉLIORÉS	PARTIS	STATIONNAIRES	HOMMES	BAINS	TOTAL
Intoxications saturnines . .	9	5	16	»	2	1	2
Arthrite blennorrhagique . .	»	1	»	»	1	2	2
Rhumatismes	1	1	1	»	2	3	6
Sciatique	1	»	1	»	5	4	20
Rhumatismes articulaires . .	4	»	»	»	3	5	16
Intoxication mercurielle . .	2	»	2	»	4	6	24
Eczéma	»	1	»	»	5	7	35
Pellagre	»	»	»	1	7	8	36
Paraplégie	1	»	»	»	3	10	30
					1	11	11
					2	12	24
					3	14	42
					2	16	32
					3	17	31
					1	20	20
					2	25	59
					1	29	29
47 hommes dont	18	8	20	1	47 hommes ont pris 440		

baiñs, dont la moyenne par homme est de 9.5.

Quarante-sept malades ont été traités par les bains de vapeurs ; sur ce nombre, 18 ont quitté l'asile dans un état de santé satisfaisant ; 8 ont vu leur santé s'améliorer ; 20 sont sortis avant la fin du traitement ; un, atteint de pellagre, n'a éprouvé aucune amélioration, comme l'on pouvait s'y attendre.

Ces quarante-sept malades ont pris 449 bains, dont la moyenne a été de 9 bains, 5 dixièmes par homme. Le nombre des bains, pour un traitement, a varié depuis 7 jusqu'à 20 bains.

Ceux qui n'ont pris que de un à six bains sont partis avant la fin du traitement.

RÉFLEXIONS SUR LES OBSERVATIONS DES MALADES QUI ONT PRIS DES BAINS DE VAPEURS SULFUREUSES

1° L'observation du jeune Berrq est remarquable, vu l'état où il se trouvait à son entrée à l'asile : marche pénible et impossible sans deux béquilles, gonflements et douleurs des articulations des membres inférieurs, 7 bains ont suffi à la guérison ;

2° Le sieur Dro présente un exemple d'intoxication saturnine grave, survenue après trois mois seulement de travail dans une usine, puis il est bon de noter qu'il était chargé de calciner le plomb. Coliques, crampes dans les doigts et dans les jambes, gencives déchaussées, céphalalgie, inappétence, anémie profonde, battements de cœur.

Les accidents de l'intoxication cèdent après 25 bains de vapeurs sulfureuses. Il sort complètement guéri le 30 avril ;

3° L'observation du sieur Blu nous offre les mêmes accidents que celle du sieur Bro. Tremblement interne, céphalalgie, paralysie des extenseurs, arthralgie. — Après les premiers bains, taches brunâtres sur la peau, produites par des dépôts du sulfure de plomb; guérison complète après 25 bains. Il a repris de l'embonpoint et une bonne coloration. Il peut même écrire une longue lettre;

4° L'observation du sieur Marcel, atteint de tremblement mercuriel, nous offre les mêmes symptômes que j'ai décrits chez les hommes qui ont pris des bains de vapeurs chargées d'iodure de potassium : tremblement des membres, paralysie de la langue et des muscles extenseurs, arthralgie. Il sort complètement guéri après le 17e bain;

5° Le sieur Barbancei offre une de ces arthrites blennorrhagiques que j'ai déjà décrites : mouvements de l'épaule impossibles, douleurs, craquements, raideur; tout cède à l'emploi de 10 bains sulfureux. Il sort de l'asile le 10 juillet 1860.

La relation des intoxications saturnines et mercurielles que j'ai traitées par les bains de vapeurs iodurées et sulfureuses, a attiré mon attention sur ces maladies. Tous les médecins distingués qui ont traité les affections de cette nature ont prescrit des mesures hygiéniques pour prévenir l'intoxication. On pourrait obliger l'ouvrier à respirer de l'air qui aurait traversé une couche plus ou moins épaisse de ouate de coton, recouverte d'un tissu léger, et lui recommander de changer la ouate tous les jours; ces précautions, aidées par la constitution anatomique de ces régions, amèneraient de grands résultats.

Sans nier l'absorption par les voies pulmonaires, il me sera permis de faire remarquer que les ouvriers se trouvent dans les conditions analogues où sont nos

malades qui prennent des bains de vapeurs médicamenteuses.

Dans les usines ou dans les fabriques, la température est généralement assez élevée ; le gaz pour
l'éclairage, les machines à vapeur, la grande agglo-
mération d'hommes dans un espace souvent limité,
sont autant de causes d'élévation de la température
des ateliers. En outre, l'ouvrier, quand il travaille
plusieurs heures de suite, ne tarde pas à éprouver
une véritable sudation. La température de son corps
s'élève ; les atomes de plomb, de cuivre, de zinc, de
mercure, de phosphore, etc , se dissolvent dans la
sueur et l'absorption cutanée se produit. C'est ains
que l'intoxication se prépare, un peu chaque jour
jusqu'à ce que le corps étant saturé outre mesure de
ces métaux, les accidents aient lieu.

La longue incubation que subissent quelquefois les
affections des ouvriers qui travaillent ces métaux,
serait, à mes yeux, une preuve de plus de l'absorption
cutanée de ces molécules métalliques. N'est-ce pas
par un mécanisme analogue que se produit l'absor-
tion dans les bains de sable sur les bords de la mer ?

Il s'ensuit qu'outre les moyens de s'opposer à l'absorption pulmonaire, il convient de recommander
aux ouvriers : 1° d'éviter les excès de boissons, qui, en
devenant une cause d'affaiblissement, les prédispo-
sent à l'intoxication ; 2° de laver le plus souvent possible la peau avec une éponge mouillée, pour la
débarrasser des poussières métalliques qui y sont
déposées ; 3° de changer de vêtements en sortant de
l'atelier ; 4° de les battre souvent en plein air ; 5° de
se laver toujours les mains avant de prendre leurs
repas ; 6° de prendre de préférence des bains de
vapeurs aux bains liquides pour faciliter l'élimination
des atomes métalliques qui ont déjà pénétré dans

l'organisme ; 7° d'établir dans l'atelier une ventilation énergique pour entraîner rapidement les poussières métalliques, et les faire passer à travers un foyer ardent pour les détruire, afin qu'elles ne se répandent pas dans l'atmosphère environnant l'atelier.

LE GÉNÉRATEUR ENCAUSSE

Cet appareil balnéaire se compose de six pièces : une bouillioire, un fourneau, un récipient, un condensateur, une cage en bois et un plateau en bois.

1° La bouilloire en cuivre mesure 42 centimètres de longueur, 27 de largeur, 86 de circonférence ; au milieu de la face supérieure se trouve une soupape de sûreté, ainsi qu'une tubulure munie d'un robinet en bronze qui permet d'introduire l'eau dans la bouilloire ; aux deux extrémités de la même face, deux autres tubulures munies chacune d'un robinet en bronze, où viennent se fixer à droite et à gauche, deux tubes recourbés en 5 de 12 millimètres de diamètre, pour conduire la vapeur qui s'échappe de la bouilloire dans deux récipients qui se trouvent à droite et à gauche de la bouilloire.

2° Un petit fourneau en tôle, de 41 centimètres de longueur, 58 de largeur, 40 de hauteur, sur lequel repose la bouilloire ; on peut y brûler du bois, du charbon de terre ou de bois, du gaz, de l'alcool, ou tout autre combustible. A l'une de ses faces latérales se trouve un tuyau en tôle, sur lequel on emmanche un tuyau plus ou moins long de même nature, pour conduire au dehors par une croisée ou dans une cheminée, la fumée provenant de la combustion. Si l'on chauffait la bouilloire avec le gaz ou avec l'alcool, on pourrait le supprimer.

3° Deux récipients cylindriques en cuivre de 35 centimètres de hauteur, 16 de diamètre et 52 de circonférence, exactement symétriques, composés de 2 parties : 1° un couvercle qui se visse sur la partie supérieure et un cylindre inférieur ; au milieu de la face supérieure se trouve une vis de pression ; à côté, une tubulure munie d'un robinet en bronze qui permet de laisser échapper la vapeur à volonté, et de la condenser au besoin, afin de l'analyser. La même tubulure sert à introduire des médicaments liquides pour charger l'appareil, sans être obligé de dévisser le couvercle, quand on veut donner plusieurs bains successifs avec le même remède.

A la face latérale et supérieure se trouve une autre tubulure munie d'un robinet de bronze ; à ce robinet vient se fixer un autre tube en cuivre, qui, au moyen d'un tube en caoutchouc, amène la vapeur chargée du médicament dans la cage en bois ; à la partie inférieure, une autre tubulure munie d'un robinet en bronze pour laisser échapper soit la vapeur, soit l'eau de condensation.

Ce récipient porte à l'intérieur une armature en fer, disposée en trois étages : un étage supérieur qui supporte une plaque en tôle de 11° 5 de diamètre, sur laquelle vient presser la vis de pression que nous avons signalée ; à quelques centimètres plus bas, une autre plaque, semblable à la précédente, percée de trous où l'on met une éponge imbibée d'un liquide ; à quelques centimètres plus bas, une autre plaque, également percée de trous, où l'on met les médicaments solides, quand on veut changer la vapeur d'eau, pour la conduire dans la cage en bois.

4° Un condensateur tout en cuivre, qui se visse sur la tubulure déjà décrite à la face supérieure et externe du couvercle du récipient ; il se compose d'un tube de 10 centimètres de haut, qui conduit la vapeur médicamenteuse qu'on veut analyser, dans une boule sphérique de 10 centimètres de diamètre et de 6 de hauteur ; cette boule en cuivre est entourée d'une coupe de même métal, de 15 centimètres de largeur, sur 10 de hauteur, destinée à recevoir l'eau froide qui détermine la condensation de la vapeur dans la boule ; de deux tuyaux en cuivre, renfermés l'un dans l'autre, de 25 centimètres de longueur, qui sont destinés, l'un à laisser écouler l'eau froide de la coupe qui s'est échauffée au contact de la vapeur, et l'autre, le liquide provenant de la vapeur médicamenteuse condensée.

5° Une cage en bois blanc qui mesure 128 centimètres de hauteur, 120 centimètres de diamètre et 3 mètres de circonférence, composée de trois parties ; elle a la forme d'un cube polygonal, ayant 8 faces parfaitement symétriques, établi avec 8 planches qui sont réunies au moyen de deux charnières en fer, l'une en haut et l'autre en bas. La cage peut se replier sur elle-même pour la facilité du transport ; 2° d'un couvercle à 8 pans coupés, percé au centre d'une large ouverture ronde par laquelle le malade passe la tête ; 3° d'un support à 8 pans coupés, garni tout autour d'un rebord en bois pour recevoir les 8 planches de la cage qui y sont maintenues par des crochets en fer ; au milieu du support est un siège en bois, dont le pied est muni d'une vis en bois qui permet de l'élever ou de l'abaisser à volonté, selon la taille du malade ; enfin, un petit tabouret en bois pour mettre les pieds. A l'une des planches de la cage se trouve un thermomètre qui sert à constater la température du bain de vapeur ; à la partie inférieure d'une des planches, un petit trou rond qui sert à faire pénétrer le tuyau en cuivre conduisant la vapeur dans la cage.

6° D'un plateau en bois, d'un mètre 30 de longueur, sur 40 centimètres de largeur, avec une feuille de tôle par-dessus, monté sur des roulettes, ce qui permet de faire rouler tout l'appareil sur le parquet, et facilite son déplacement d'une pièce à une autre, selon les besoins du service.

Cet appareil que nous venons de décrire et que grâce à la figure ci-jointe, le lecteur comprendra facilement, a des pièces qui lui sont communes avec beaucoup d'autres appareils balnéaires ; toutefois la disposition m'en paraît plus ingénieuse et plus pratique.

Le mérite de cet appareil se trouve dans la construction particulière du récipient ; 1° la disposition de l'armature intérieure qui permet de mettre sur une plaque en tôle percée une éponge pour recevoir les corps liquides, et la plaque inférieure, également percée, les corps solides ; elles sont placées l'une au-dessus de l'autre ; 2° la vis de pression qui sert à comprimer l'éponge pour l'obliger à laisser couler le liquide qu'elle contient ; 3° le condensateur qui donne au médecin la facilité d'analyser la vapeur d'eau chargée d'un médicament, afin de se rendre un compte exact de ses effets thérapeuthiques.

On peut voir, par les proportions que nous avons données, que le générateur Encausse est facile à transporter. Si l'on désirait le rendre plus portatif, on pourrait en diminuer les proportions ; au lieu d'une bouilloire contenant 20 litres d'eau, on en aurait une ne contenant que 2 litres, pour donner un bain ou deux à domicile.

de 10 grammes par bain, et l'on varie les températures de 30°, 34°, 36°. Dans les urines rendues trois heures après, on ne constate pas de coloration rose pour le bain pris à 30°.

La coloration rose est obtenue dans les urines du convalescent qui a pris le bain à 34°, et enfin pour les urines de celui qui a pris le bain à 36°, la coloration paraît un peu plus rose. Toutefois, il est évident que l'absorption s'est faite en quantité infinitésimale.

Ce doit être dans les cas analogues qu'il y a absorption dans les bains d'eau.

Cette expérience prouve l'avantage de préparer par ces moyens la peau, afin de hâter l'absorption d'une substance médicinale non volatile. Quand on les néglige, après le premier et même le deuxième bain, l'absorption se fait en petite quantité. C'est ainsi que dans les bains à l'hydrofère, l'eau pulvérisée vient frapper la peau qui rougit, se gonfle et est débarrassée de la matière sébacée, ce qui facilite l'absorption de l'eau médicamenteuse.

L'absorption, dans la cure par les eaux thermales, doit se produire par un procédé analogue.

Les douches d'eau thermales, si souvent employées, exercent une action analogue à l'eau pulvérisée des bains de l'hydrofère. Dans le bain que le malade prend presque toujours après la douche, l'absorption cutanée peut et doit se produire.

Dans ce cas-là on peut, avec juste raison, invoquer l'absorption par les voies pulmonaires, attendu que les vapeurs, dans les cabinets destinés aux douches, sont très abondantes et épaisses comme les brouillards en hiver.

Comme preuve de l'absorption cutanée, on peut encore invoquer en sa faveur les cures remarquables dues aux bains de sable. En effet, les bains de sable

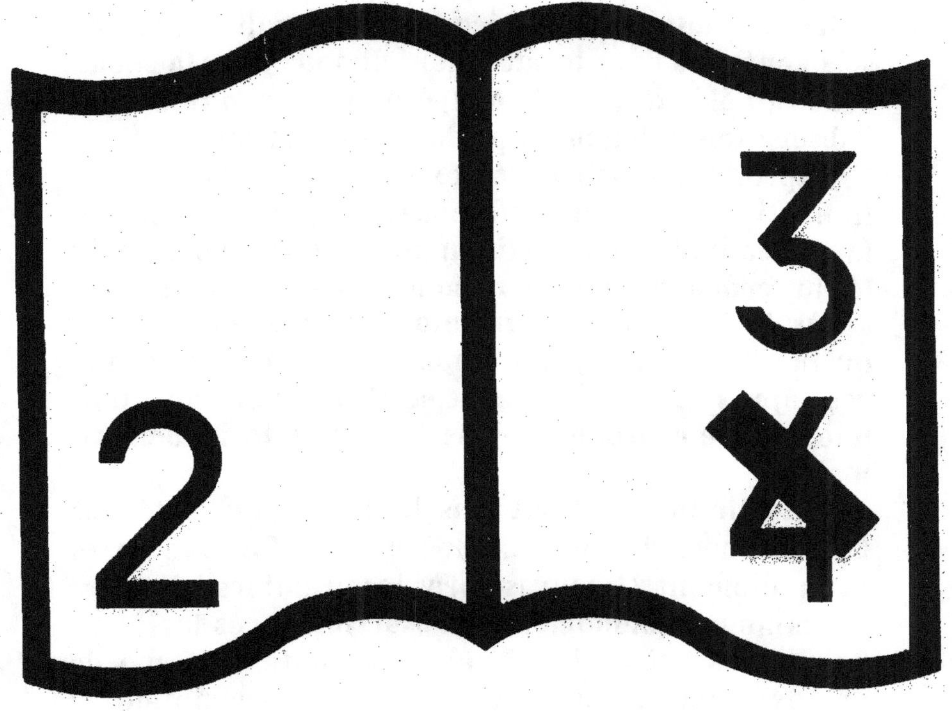

Pagination incorrecte — date incorrecte

d'Arcachon et de Cette ont une efficacité très grande pour guérir ou améliorer les tumeurs blanches et les adénites scrofuleuses. Dans ces bains, on ne peut admettre que l'absorption ait lieu par les voies pulmonaires ; il faut de toute nécessité reconnaître que les sels contenus dans le sable sont dissous dans la sueur grâce à l'élévation de la température, ce qui amène l'absorption cutanée, et partant la guérison.

D'après les nombreuses expériences faites sur l'élimination de l'iodure de potassium par les urines, il faut reconnaître que l'élimination, constatée d'après les procédés indiqués, commence une heure environ après le bain ; elle augmente progressivement jusqu'au repas du soir, qui a lieu à l'asile à quatre heures ; après ce repas, elle disparaît souvent, ou diminue pour se reproduire dans la nuit et le lendemain matin.

Cette diminution tient sans doute à la quantité des boissons ingérées pendant le repas ; enfin elle cesse complètement 24 heures après les premiers bains.

Les mêmes phénomènes s'observent après les 5 ou 6 premiers bains ; il est même constaté dans une de nos expériences que l'élimination est complète 24 heures après le bain, quoique la température du bain soit plus élevée et la dose de l'iodure plus forte. Au fur et à mesure que les bains deviennent plus nombreux, après 10 à 12 bains, l'élimination continue à se produire dans les urines, 3 ou 4 jours après le dernier bain.

Si le malade a pris 25 à 30 bains, on constate dans l'urine la présence de l'iodure de potassium 8 et 10 jours après la cessation des bains.

CONCLUSIONS GÉNÉRALES

D'après l'exposé des expériences que j'ai faites, depuis le mois de mars, à l'asile impérial de Vincennes, je me crois autorisé à en déduire les conclusions suivantes :

1° L'absorption cutanée d'une substance médicinale non volatile, au moyen du générateur Encausse, ne peut être niée et est établie d'une manière irréfutable par l'expérimentation. Les résultats thérapeutiques que je vais faire connaître le prouvent *a posteriori*;

2° Dans les cas ordinaires, elle n'est possible qu'à la température de 38°, c'est-à-dire à un degré au moins au-dessus de celle du corps;

3° Par l'emploi antérieur d'un bain de vapeur, suivi d'un savonnage et de frictions énergiques sur tout le corps, on peut faire absorber par la peau de l'iodure de potassium à des températures inférieures à celle du corps;

4° Avec le générateur Encausse, l'absorption a surtout lieu par la peau à cause de la position de la tête du malade hors de la cage, et à cause du ralentissement de l'élimination, qui se produirait plus rapidement si les voies pulmonaires absorbaient réellement l'iodure;

5° L'absorption cutanée augmente en raison directe de l'élévation de la température du bain et de la quantité d'iodure de potassium;

6° L'élimination de ce sel commence environ une

heure après le bain, augmente de quantité jusqu'au repas du soir, paraît diminuer après ce repas, pour recommencer dans la nuit et cesser complètement après 24 heures;

7° Lorsque le malade a pris 10 ou 12 bains, elle a lieu pendant 3 ou 4 jours après le dernier bain; s'il en a pris de 25 à 30, elle persiste pendant 8 à 10 jours ;

8° Un bain de vapeur simple, suivi de savonnage et de frictions énergiques sur tout le corps, est très utile pour hâter et même augmenter l'absorption d'une substance médicinale.

EFFETS THÉRAPEUTIQUES
DES BAINS DE VAPEURS MÉDICINALES

Les bains de vapeurs médicinales qui ont été administrés au moyen du générateur Encausse aux convalescents atteints d'affections chroniques se divisent en bains de vapeurs térébenthinées, en bains de vapeurs iodurées et en bains de vapeurs sulfureuses. Cet appareil se prête à l'emploi de toute espèce de médicaments : le chlorure de sodium, les sels ammoniacaux, les sels de mercure, les sels arsenicaux pourraient être mis en usage.

La nature des maladies dont sont affectés les convalescents, et les diverses indications qu'ils ont offertes pendant le traitement, ont déterminé le choix des substances médicinales.

C'est ainsi que les affections rhumatismales, si fréquentes sous l'influence du climat parisien, ont été combattues avec succès par les bains de vapeurs térébenthinées ; les intoxications saturnines par les bains de vapeurs sulfureuses ; les affections des os et du système lymphatique par les bains chargés d'ioduro de potassium.

Dans le courant du traitement d'une même maladie, on a eu quelquefois recours à des bains de composition différente, lorsqu'il y avait une indication particulière à remplir.

Toutefois, en variant trop la nature des bains, il était à craindre qu'une confusion ne se fît sur leurs effets dans l'esprit du médecin observateur.

Quand il faut juger une nouvelle méthode thérapeutique, il convient au début de ne pas trop varier les moyens médicamenteux, afin d'apprécier avec plus de précision leurs modes d'action.

L'absorption cutanée, niée par les uns, admise avec restriction par les autres, est loin d'être universellement adoptée.

Or, ma conviction bien formelle est qu'elle est appelée à rendre de grands services aux médecins, non seulement pour guérir les maladies chroniques, voire même les maladies aiguës, mais encore pour modifier certaines constitutions mauvaises par un emploi méthodique et prolongé des bains de vapeurs médicamenteuses.

Les tempéraments lymphatiques et scrofuleux des enfants seront heureusement modifiés par les bains de vapeurs chargées d'ioduro de potassium. Ce sel produit un effet remarquable sur le pus qui s'écoule des plaies résultant des lésions osseuses ; ce pus, qui est séreux et grumeleux, devient louable et crémeux.

Quelques bains de vapeurs ammoniacales ont été cependant mis en usage avec soin contre les syphilides ; mais les convalescents atteints de syphilides ne sont pas admis à l'asile : l'occasion de les soigner se présente rarement.

Deux hommes atteints de paralysie agitante ont pris quelques bains de bromure de potassium.

Une modification indispensable doit être faite au récipient pour l'emploi des substances médicinales qui peuvent se décomposer au contact du fer ou du cuivre. Il faut recouvrir les plaques de tôle et l'armature en fer d'une couche de gutta-percha, de caoutchouc ou d'émail, ainsi que l'intérieur du récipient, ou bien établir à l'intérieur du récipient un second récipient fabriqué avec une matière inattaquable par les sels employés. Cette modification aurait l'avantage de laisser entre les deux récipients un espace libre, parcouru constamment par la vapeur d'eau ; la température de l'intérieur du second récipient se maintiendrait à 100° ; on éviterait la condensation qui a lieu dans le fond du premier récipient, et l'on pourrait doser, selon le cas, la substance médicinale pour chaque bain.

Le médecin aurait alors la certitude que la totalité du médicament déposé à l'intérieur du récipient serait entraînée par la vapeur d'eau jusque dans la cage en bois où se trouve assis le malade.

Pour les sels arsenicaux, il ne sera possible d'y avoir recours qu'après que l'appareil aura été modifié. Leur action, éminemment toxique, exige du médecin une grande prudence.

BAINS DE VAPEURS TÉRÉBENTHINÉES

Depuis de longues années, M. le Dr Chevandier, de

Dié (Drôme), combat avec succès les affections rhumatismales par les bains de vapeur térébenthinées qui s'échappent des copeaux du pin de Mugho, sous l'influence d'une température élevée.

Ce précieux conifère, d'après son avis, est bien supérieur à ses congénères, le Pin sylvestre, le Mélèze, l'Epicea et le Pin maritime. « Les paysans de la Drôme, sans s'en douter, dit-il, ont découvert par instinct les heureux effets de cette médication, en venant s'installer autour du four de poix. Grâce au calorique qui en rayonnait et aux émanations abondantes d'essence de térébenthine qui se répandaient autour d'eux, les paysans se voyaient délivrés de leurs rhumatismes chroniques, à la suite de sueurs abondantes et par l'absorption de l'essence térébenthine » Ce médecin distingué a rendu un grand service en attirant sur les bains de vapeurs térébenthinées l'attention des médecins.

En Allemagne, il existe aussi des établissements où les sucs résineux des pins sont employés sous toutes les formes, en bains de vapeur, en douches, en frictions, et à l'intérieur sous forme de teinture, de sirops, de pastilles, etc... On fabrique même de la flanelle végétale à laquelle on attribue une heureuse influence contre les douleurs rhumatismales.

Page 170, Bonnet, de Lyon, a dit, dans son *Traité des maladies articulaires* : « Avec les bains de vapeurs térébenthinées on obtient des soulagements et même des guérisons dont la fréquence et la promptitude dépassent de beaucoup ce qu'on a coutume d'observer à la suite des eaux minérales. » Les résultats remarquables obtenus à l'asile de Vincennes viennent corroborer l'opinion du célèbre chirurgien.

Lorsque, dans la cage en bois du Générateur Encausse, on soumet à l'influence des vapeurs téré-

benthinées les malades atteints d'affections rhumatismales, ils éprouvent des picotements à la peau,
produits par l'essence de térébenthine, qui y détermi-
nent une hypérémie active et une irritation substitutive ; ces effets puissants jouent un grand rôle dans
la cure des rhumatismes.

L'absorption cutanée de l'essence de térébenthine
a été prouvée par les moyens qui ont été employés
pour établir, par expérience, l'absorption de l'iodure
de potassium.

Le tube à respiration de M. Mathieu et l'obtura-
tion des ouvertures naturelles du corps avec le
caoutchouc, ont suffi pour le prouver d'une manière
irréfutable.

L'absorption se fait avec plus de rapidité et en plus
grande quantité que celle de l'iodure. Cela n'a rien
d'étonnant quand on réfléchit que l'essence de térébenthine est essentiellement volatile. Les urines
rendues immédiatement après le bain exhalent une
odeur de violette caractéristique.

En les traitant par le sulfate de fer, l'essence de
térébenthine mise en liberté vient, sous forme d'iri-
sation, se répandre à la surface libre de l'urine ; on
peut la soulever avec un agitateur en verre et constater la présence en nature par son odeur *sui generis*
et par son aspect huileux. Outre l'action remarquable produite sur la peau par l'essence de térébenthine, ce précieux remède déjà vanté par Hippocrate,
Discoride et Galien est charrié par le sang à travers
nos organes, ce qui lui permet d'étendre son action
à toute l'économie et de modifier leur état pathologi-
que.

La sudation qu'il provoque suffirait-elle à expliquer
son mode d'action ? Je ne le crois point. Les douleurs
catharrales légères se dissipent, il est vrai, après une

sudation provoquée par quelque moyen que ce soit ; mais les bains de vapeur et les bains sulfureux deviennent souvent impuissants contre certaines affections rhumatismales. On est donc bien heureux de pouvoir recourir aux principes résineux des pins, qui ont une action à la fois plus rapide et plus énergique pour détruire les funestes effets de l'arthritisme.

Les nombreuses et remarquables guérisons que je vais citer mettent ce fait hors de toute contestation. On voit d'après le tableau ci-joint que 86 malades ont été traités par les bains de vapeurs térébenthinées, du 4 mars au 31 août. Sur ce nombre, 52 ont quitté l'asile guéris ; 18 ont vu leur santé s'améliorer ; un seul était dans le même état, et 15 sont partis avant la fin du traitement, n'ayant pris que 5 bains au plus.

Plusieurs convalescents s'imaginent que l'on veut faire des expériences à leurs dépens ; sous l'influence de cette idée, ils s'en vont quelquefois sans me prévenir, surtout le dimanche.

Le nombre des bains a varié, selon la gravité de la maladie, de 5 à 30. — 795 bains de vapeurs térébenthinées ont été donnés.

La moyenne par homme est de 9 bains 2.

STATISTIQUE

DES BAINS DE VAPEUR TÉRÉBENTHINÉES

Du 4 mars au 31 juillet 1869

MALADIES	Guéris	Améliorés	Partis	Stationnaires	Hommes	Bains	Total
Rhumatismes articulaires. . .	28	8	12	»	2	1	2
Rhumatismes chroniques. . .	2	2	»	»	6	2	12
Rhumatismes musculaires . .	1	»	1	»	5	3	15
Rhumatismes	4	2	1	»	4	4	16
Paraplégie rhumatismale. . .	»	1	»	»	7	5	35
Paralysie rhumatismale. . . .	1	1	»	»	8	6	48
Hémiplégie rhumatismale. .	»	1	»	»	5	7	35
Sciatique.	4	2	»	»	5	8	40
Lombago.	3	»	1	»	8	9	72
Arthrite sèche	1	1	»	»	10	10	100
Arthrite traumatique	1	»	»	»	4	11	44
Arthrite blennorrhagique . . .	3	»	»	»	4	12	48
Enphysence pulmonaire . . .	»	»	»	1	3	13	39
Hydarthrose.	1	»	»	»	1	14	14
Paralysie traumatique	1	»	»	»	1	15	15
Paralysie générale.	1	»	»	»	3	16	48
Hygroma	1	»	»	»	1	17	17
					1	18	18
					1	19	19
					2	20	40
86 hommes dont	52	18	15	1	3	21	63
					1	25	25
					1	30	30

86 hommes ont pris 795 bains, dont la moyenne
est 9 bains 2

RÉFLEXIONS SUR LES MALADES SOUMIS AUX BAINS DE VAPEURS TÉRÉBENTHINÉES

L'observation du sieur Lescure est remarquable par la rapidité de la guérison, et du petit nombre de bains de vapeurs térébenthinées qu'elle a exigés. Le malade a fait usage à l'hôpital de bains de vapeurs qui n'ont produit aucune amélioration. 6 bains de vapeurs térébenthinées ont suffi pour faire disparaître la raideur des articulations et rendre possibles tous les mouvements des menbres sans gêne ni douleur.

Le sieur Loussat est obligé de marcher avec deux béquilles ; douleurs et tuméfaction des articulations tibio-tarsiennes ; il a pris 9 bains, il sort guéri.

Le sieur Bernard (Léonard) a eu deux atteintes de rhumatisme articulaire, à dix ans d'intervalle ; il arrive à l'asile atteint de gonflement des articulations fémoro-tibiales droite et gauche, marchant avec deux béquilles et pouvant à peine se lever quand il est assis. 12 bains de vapeurs térébenthinées ont amené une guérison complète.

L'observation du sieur Fanton offre un des exemples rares de l'arthritisme, sur les nerfs moteurs ; sa pancarte portait comme diagnostic : « Paralysie rhumatismale ». La gravité de son état, l'impossibilité d'exécuter aucun mouvement de ses membres gauches, m'avait fait croire à une hémiplégie, suite d'une affection cérébrale, et m'avait inspiré des doutes sur la nature de sa maladie ; il me semblait impossible d'admettre l'arthritisme comme cause directe de cet état.

Toutefois, après l'avoir interrogé avec soin, je finis par adopter le diagnostic de mon honorable confrère, M. le docteur Simonet, qui, ne comptant pas sur une guérison possible, avait promis à Fanton de le faire placer dans un hospice. Jamais l'axiome : *naturam morborum ostendunt curationes*, n'a eu une application plus heureuse.

On se rappelle la gravité de son état pendant son long séjour à l'hôpital du 20 septembre 1868 au 19 avril 1869. Ne pouvant plus ni manger, ni marcher seul, il est porté sur un brancard à l'infirmerie.

Après le cinquième bain de vapeurs térébenthinées, il peut marcher avec deux béquilles et manger seul ; après le quatorzième bain, il laisse une de ses béquilles et prend un béquillon. Enfin, après 30 bains il peut porter la main à sa tête, derrière le dos, ne se servant plus que d'une canne pour marcher, et dans l'appartement, il peut même s'en passer. Il traîne un peu la jambe gauche. Il sort de l'asile le 24 juin pour un mois. A la seconde rentrée, son amélioration s'est maintenue ; il prend encore quelques bains de vapeurs térébenthinées ; mais ayant pris froid, il est atteint d'une bronchite qui se complique de quelques accès d'asthme, qui cède aux moyens employés. Il va respirer les vapeurs térébentinées qui achèvent la cure. Il est encore à l'asile pour se remettre avant de partir.

L'état du sieur Loison paraît si grave, qu'à l'hôpital Cochin on le considère comme incurable. Depuis 6 mois il ne peut se servir de ses mains ; pour faire quelques pas, il a beaucoup de peine à se servir de ses béquilles. — 21 bains de vapeurs térébenthinées suffisent pour le guérir.

Le sieur Rosa nous offre un exemple d'arthrite double

La soupape de sûreté d'une part, l'épaisseur de la plaque de cuivre de l'autre, et la basse pression sous laquelle il fonctionne : (une atmsophère et quelques dixièmes), empêchent toute explosion d'avoir lieu.

Après huit mois de son emploi à l'asile, aucun accident de ce genre n'a été enregistré : donc, il n'est point dangereux.

La position du malade, assis dans la cage, n'est point obligatoire. On peut administrer un bain de vapeur, au moyen de cet appareil, en laissant le malade couché dans un lit et reposant sur une couverture de laine que l'on retirera après le bain. L'on a construit la cage de manière à ce que le malade soit assis, cette position étant plus commode pour les hommes atteints de maladies chroniques. On pourrait établir une cage qui reposerait sur le lit et dont les dispositions seraient identiques. Donc, il offre toutes les commodités que l'on peut désirer.

Comme je l'ai déjà dit, on peut chauffer la bouilloire au gaz ; il n'est donc plus néssaire de maintenir une croisée ouverte pour laisser passer le tuyau qui conduit au dehors la fumée provenant de la combustion du bois ou du charbon. On pourrait toujours, au besoin, le diriger vers la cheminée de la pièce où il fonctionne.

Si l'on a vu, sous l'influence d'un jet de vapeur, d'une forte douche froide, ou d'un coup de lame de mer, se produire des spasmes et même des syncopes, pareil accident n'est point à redouter en administrant des bains au moyen du générateur Encausse, attendu que la chaleur s'élève graduellement dans la cage et que la transition d'une température à une autre se fait lentement et sans secousse violente.

Je n'ai jamais prescrit des bains de vapeurs médicamenteuses à des personnes atteintes d'affection de cœur. L'auscultation de cet organe permet au médecin d'éviter au malade un semblable accident. Par le générateur Encausse, on n'agit plus comme par l'hydrothérapie ; il n'y a point à craindre un mouvement fluxionnaire du sang sur les organes internes ; la sueur s'établit graduellement à la peau et c'est, au contraire, un mouvement centrifuge qui se produit et qui oblige les vaisseaux capillaires de la peau et du tissu cellulaire sous-cutané à se dilater, ce qui facilite le dégorgement des organes internes.

Si, par d'autres appareils, on a pu faire pénétrer les médicaments par la voie cutanée, ce que je crois aisément, il n'existe pas, que je sache, d'appareil qui soit supérieur au générateur Encausse, pour remplir ce but.

Le générateur offre encore un autre avantage : il permet de diminuer considérablement la dose du médicament. Tandis que, dans les bains simples, il a fallu 100 grammes d'iodure de potassium pour que le docteur Villemin pût constater la présence de l'iode dans l'urine, en petite quantité ; après un bain à l'hydrofère, dans lequel on avait dissous 500 grammes de chlorure de sodium, on a trouvé 3 grammes dans les urines qui n'en contenaient qu'un gramme avant le bain. Les bains de Barèges artificiels contiennent de 125 à 200 grammes de sulfure de potassium. D'après Trousseau et Pidoux, si l'on ajoute de l'acide sulfurique, on peut porter la dose de sulfure de potassium jusqu'à 250 gr., à cause des réactions chimiques qui se produisent.

Dans le récipient du générateur Encausse, la dose de nos bains médicamenteux a été, pour l'iodure de potassium, de 10 grammes par bain ; pour le sulfure de potassium, 10 grammes ; et de 25 grammes pour l'essence de térébenthine. Avec ces doses, on obtient des effets thérapeutiques remarquables.

On a pu voir que dans les nombreuses expériences auxquelles je me suis livré, on obtenait la saturation de l'économie après 25 bains de vapeurs iodurés, chargés seulement de 10 grammes d'ioduro de potassium.

Les améliorations et les guérisons obtenues sont une preuve évidente que le générateur Encausse offre les dispositions les plus heureuses pour faciliter l'absorption cutanée.

Cette méthode encore nouvelle, quoique connue depuis longtemps, permet à l'estomac de remplir ses fonctions, sans en être troublé ni fatigué ; elle évite même aux malades le goût quelquefois désagréable des médicaments ; elle favorise beaucoup leur action sur l'organisme en déterminant, par la sudation, ainsi que je l'ai déjà fait observer, l'élimination des molécules hétérogènes et un mouvement fluxionnaire énergique vers la peau.

Telles sont, Monsieur le Ministre, les faits que j'ai observés et les réflexions qu'ils m'ont suggérées.

Cet essai sur l'absorption cutanée dont les médecins français et étrangers se préoccupent avec juste raison est bien imparfait et dans sa forme et dans son fond; tout imparfait qu'il est, je n'hésite point à le livrer à la publicité.

Les médecins distingués, dont il pourra fixer l'attention, voudront bien en rectifier les erreurs ou reconnaître l'exactitude de mes observations.

Agréez, Monsieur le Ministre, l'expression de la haute considération et du respectueux dévouement avec lequel j'ai l'honneur d'être, de votre Excellence, le très humble et très dévoué serviteur.

174, rue de Rivoli.   *Signé :* BREMOND.

Asile impérial de Vincennes, le 12 octobre 1869.

Pour copie conforme :

Comme corollaires à ce rapport fait en France, nous signalons également les deux rapports suivants faits antérieurement en Espagne et qui résument fort bien les résultats obtenus.

EXPÉRIENCES FAITES EN ESPAGNE

1. — RAPPORT DE LA COMMISSION GÉNÉRALE

A SON EXCELLENCE M. LE MINISTRE DE L'INTÉRIEUR
(21 Février 1868)

Rapport fait par le visiteur général et médecin de la
junte provinciale de bienfaisance

A Son Excellence M. le Ministre de l'Intérieur,

Excellence,

En date de ce jour, je fais savoir à Votre Excellence ce qui suit :

Conformément à ce que j'ai l'honneur de vous communiquer dans le rapport donné à la demande de M. L. Encausse, il fut nommé une Commission composée de MM. les professeurs de médecine, chirurgie, pharmacie du corps provincial de bienfaisance afin qu'ils examinassent et avec le plus grand soin les résultats de l'appareil, — nommé par moi générateur de bains de vapeur, — inventé par ledit M. Encausse.

Ce rapport, je le remets à S. Exc. Elle y reconnaîtra de quelle utilité et nécessité est le mentionné appareil pour la guérison de beaucoup de maladies chroniques contre lesquelles il n'avait pas été possible d'obtenir jusqu'à ce jour la régulière absorption

4.

de certains principes médicamentaux dans l'économie vivante.

Avec ledit générateur on obtient l'absorption désirée de toute espèce de médicaments, ainsi qu'on l'a démontré dans les expériences faites sur un grand nombre de malades atteints de lésions rhumatismales, paralytiques et syphilitiques, et d'après ces résultats la commission a manifesté l'avantage que peut produire pour beaucoup de maladies, l'application de l'appareil avec tous les médicaments que l'on y a placés ; elle a observé avec admiration les excellents effets produits sur tous les malades auxquels on l'a appliqué, et malgré que la commission ait déclaré avoir eu peu de temps pour l'essayer sur un plus grand nombre de malades, les résultats de ces observations pratiques ont été satisfaisants. La commission termine en exposant que l'appareil est bon et sert à l'objet que se propose son inventeur.

Elle reconnaît, en outre, que par son emploi les médicaments sont transmis par l'aide de la vapeur aux malades et produisent un effet préférable et supérieur aux balnéaires des sources naturelles ainsi qu'aux autres appareils employés pour bains de vapeur.

D'après la susdite commission, ledit appareil doit subir une modification pour être employé dans les hôpitaux : elle se résume à ce que la chaudière, tubes et récipient doivent être plus forts et plus gros et résister plus longtemps par son augmentation de solidité à l'usage continuel qu'il est appelé à avoir pour le traitement d'un grand nombre de malades. Le foyer doit être aussi être plus spacieux et à l'usage du charbon minéral, l'emploi de ce combustible devant produire une grande économie dans le coût de chaque bain.

Avec les modifications exigées, l'auteur s'est offert à construire deux appareils en échange de ceux qu'il a cédés à l'hospice général et à celui de San Jean de Dieu.

Personne mieux que Son Excellence ne connait mes continuelles études pour améliorer en tout ce qui est possible les établissements de bienfaisance, aussi lorsque une personne quelconque présente une amélioration en faveur des pauvres malades et déjà accueillie dans d'autres établissements comme celle de M. Encausse.

J'ai considéré comme un devoir de lui manifester ma gratitude pour le grand bien qu'il a fait à l'humanité malade ainsi qu'à la bienfaisance, car, en outre de l'immédiat soulagement que son appareil produit sur les maladies, il résulte une grande économie pour les hôpitaux ; on sait qu'un grand nombre de maladies chroniques demandent un long séjour dans les infirmeries et exigent d'énormes frais.

Les paralytiques et rhumatiques, passent de longues années dans le lit et s'éternisent dans les hôpitaux.

Avec le traitement appliqué par le moyen dudit appareil on obtient la guérison complète de beaucoup ou de presque tous les malades, et quel que soit le coût des médicaments que l'on emploie pour traiter les maladies les frais des bains sont insignifiants.

V. Exc. reconnaîtra avec sa supérieure intelligence surtout ce que j'ai dit la nécessité qu'il y aurait à ce que le gouvernement de sa Majesté récompensât et protégeât les inventeurs des choses utiles, principalement lorsqu'il s'agit d'une découverte et invention par laquelle on guérit ou améliore les maladies chroniques du corps humain.

Je crois qu'il est de mon devoir de supplier V. Exc.

de vouloir bien recommander au gouvernement de Sa Majesté qu'il y aurait urgence à ce que tous les hôpitaux généraux, provinciaux et municipaux se fournissent d'un appareil générateur Encausse, reconnaissant qu'il est d'une grande nécessité pour la guérison d'un grand nombre de maladies.

Si V. Exc. le croit juste, elle peut proposer au gouvernement de Sa Majesté de faire entrer dans l'ordre civil de bienfaisance l'auteur.

Ce que j'ai l'honneur de transmettre à S. Exc. afin que, comme toujours, elle fasse ce qu'elle jugera convenable.

Dieu y garde longtemps.

Le visiteur général,

Augustin GOMEZ DE LA MATHA

Madrid, 21 de Février 1868.

2. — RAPPORTS ET CERTIFICATS ANTÉRIEURS.

Docteur DON JOSE VARELA de Montes, doyen et professeur de médecine clinique à l'université de Santiago, Chevalier et Grand-Croix de l'ordre d'Isabella la Catolica, supernuméraire de l'ordre Charles III etc.

Je certifie que j'ai examiné, dans la salle de clinique qui est sous ma direction, la machine pour bains de vapeur que m'a présentée M. L. Encausse. Je la considère d'une grande importance et d'une grande utilité, tant pour l'usage des bains minéralisés que pour les simples et aromatiques qui s'appliquent si fréquemment. Vu les circonstances, je considère cet appareil non seulement acceptable, mais préférable à tous ceux que je connais.

Et en fin que M. Encausse puisse le faire constater je lui délivre le présent certificat.

Don josé Varela de Montes, docteur.

Santiago, 5 janvier 1860.

Docteur Don Antonio Casares, doyen de la faculté des sciences et professeur de chimie à l'université de Santiago.

Je certifie que M. L. Encausse m'a présenté, pour l'examiner, un appareil destiné à donner des bains de vapeur plus ou moins chargés de substances médicinales. Cet appareil se compose d'un générateur de vapeur avec sa soupape de sûreté d'où sortent des tubes qui conduisent la vapeur dans des récipients contenant des substances médicinales ainsi que leur dissolvant, de ces récipients la vapeur sort par d'autres tubes qui la conduisent dans la baignoire où est placé le malade. La vapeur passe dans les récipients sous la pression de 1 ou 2 atmosphères, volatilise les produits des substances enfermées dans les récipients et entraîne mécaniquement une partie de celles qu'elle dissout. En mettant du sulfure dans les récipients, l'eau résultant de la condensation de la vapeur contient une partie de ce composé; en y mettant des plantes aromatiques, l'eau condensée contient des huiles volatiles en dissolution; la même chose arrive avec le goudron. Vu ces résultats, je crois qu'on peut avec ce simple appareil, donner des bains de vapeur seule, ou chargée des principes applicables à l'usage médicinal.

L'ABSORPTION CUTANÉE DE 1869 A 1894

L'ABSORPTION PULMONAIRE

[Nouveaux brevets.]

———

Ainsi qu'on peut en juger par les documents précédents, l'invention faite par Louis Encausse causait une véritable révolution dans la pratique médicale. Comment cette invention fut-elle donc accueillie ?

En Espagne la croix de commandeur de Charles III récompensa l'inventeur qui, fier de ses succès, vint dans sa patrie, peut-être trop oublieux de l'adage : « Nul n'est prophète en son pays ».

Là, après la réussite complète des expériences faites dans les divers services des hôpitaux, l'administration propose une somme dérisoire pour l'achat des brevets. L'inventeur connaissant par trop l'art d'étouffer une découverte, si bien pratiqué par ces administrations, entreprit lui-même l'exploitation de son brevet et eut dès ce jour à lutter contre une grande portion du corps médical.

Et cependant ce système de traitement était si bon que le rapporteur nommé par le ministre, le Dr Brémond imagina (?), quelques temps après, un système analogue mais qui était loin de valoir le système qu'il avait été chargé d'examiner (1).

Le système Louis Encausse fut d'abord installé : 70, rue Taitbout, et des établissements furent successivement fondés :

(1) Voy. le rapport à l'Acad. des Sciences du 27 août 1860 où le Dr Brémond oublie (!) de nommer l'inventeur du système (1er semestre p. 1583).

20, avenue Trudaine.

57, rue Rochechouart.

7, Rue Condorcet.

16, rue Rodier.

C'est à cette dernière adresse (16, rue Rodier), que la maison médicale, autorisée comme maison de santé par arrêté du préfet de police, fonctionne actuellement.

Là, sans réclame et uniquement grâce aux cures inespérées journellement obtenues, des agrandissements progressifs ont pu être réalisés.

De plus Louis Encausse perfectionnait encore son système et prenait de nouveaux brevets pour les appareils destinés à *l'absorption pulmonaire des médicaments*.

Dans le traitement des maladies de poitrine, la plus grande difficulté qu'on éprouve survient de l'impossibilité presque complète d'atteindre le tissu pulmonaire autrement que par l'intermédiaire du torrent circulatoire.

Seul, le système des *inhalations*, permet de mélanger le médicament à l'air inspiré. Mais pour que ce système soit capable de donner tout le résultat qu'on peut en attendre, il faut :

1° Que le médicament, mélangé à l'air inspiré soit porté jusque dans l'alvéole pulmonaire, ce qui exclut tout d'abord tous les systèmes de *vaporisateurs* dans lesquels le liquide vaporisé ne peut jamais pénétrer dans la tranchée sans causer des suffocations.

2° Que le médicament arrive à l'alvéole pulmonaire *à la température* même du milieu intérieur, de manière à éviter tout refroidissement local.

Or la vapeur chargée de médicaments d'après le système de Louis Encausse et dans ses nouveaux appareils pour l'absorption pulmonaire remplit toutes les conditions requises.

De là les succès obtenus dans les salles de traitement spécialement consacrées à ces appareils dans la maison médicale, 16, rue Rodier.

Les succès obtenus dans les établissements fondés par Louis Encausse n'ont pas manqué de susciter une foule d'imitateurs plus ou moins habiles.

La plupart d'entre eux ont cherché à tourner les brevets en remplaçant le mélange intime des substances à la vapeur par la *vaporisation* de médicaments dissous dans l'eau et cela, au moyen d'un jet de vapeur. Les résultats n'ont pas manqué dans ce cas d'être déplorables.

D'autres ont copié purement et simplement le récipient de Louis Encausse et ont obtenu des cures remarquables. Jamais l'inventeur n'a voulu poursuivre ses contrefacteurs et le temps s'est toujours chargé de les anéantir.

Malgré l'hostilité sourde d'une grande partie du corps médical, malgré les luttes continuelles et les hasards de la carrière d'un inventeur, le système Louis Encausse a fonctionné sans discontinuité jusqu'à présent et cela grâce aux malades presque miraculeusement guéris, qui se sont chargés de faire, mieux que la meilleure des publicités, la propagande pour ce mode de traitement.

De notre côté nous avons fait nos efforts pour rassembler, dans les quelques pages précédentes, tous les documents qui permettent à l'absorption cutanée de prendre rang dans la science.

Nous attendons avec confiance le jugement de l'avenir.

Tours. — Imprimerie E. Soudée.

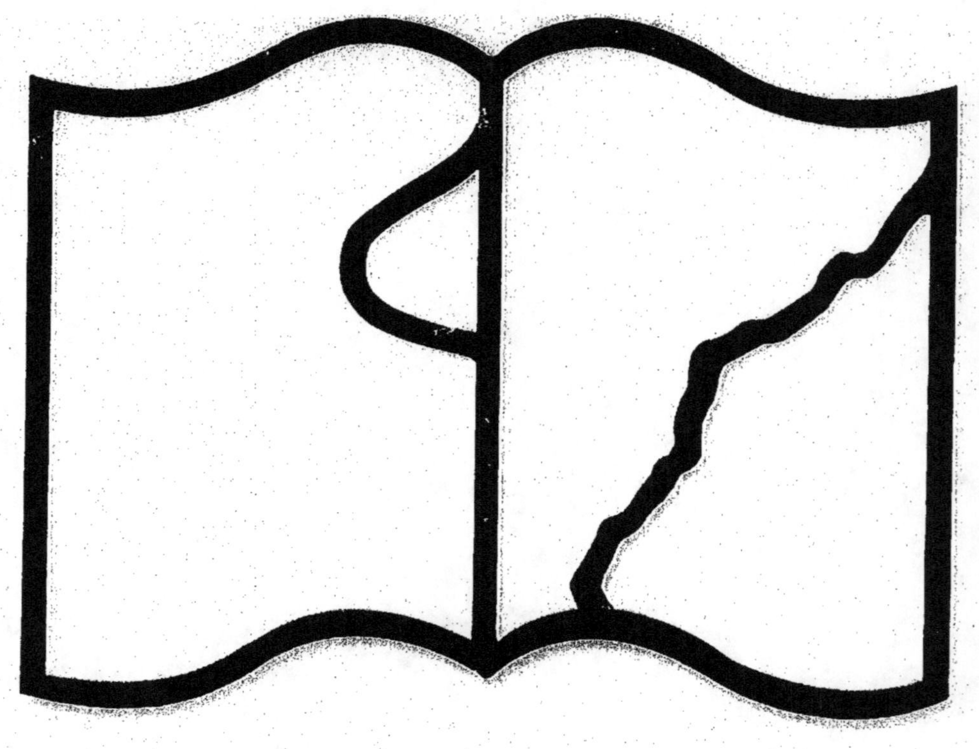

Texte détérioré — reliure défectueuse

NF Z 43-120-11

www.ingramcontent.com/pod-product-compliance
Lightning Source LLC
Chambersburg PA
CBHW061426060726
47597CB00003B/1146